Ivan Engler

STRATEGIE FÜR EIN GESUNDES, LANGES LEBEN

Deutscher Spurbuchverlag

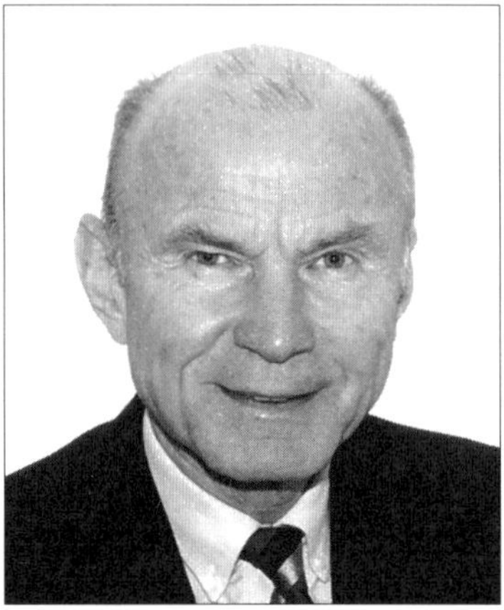

Ivan Engler

Universitäts-Lektor Dr. med. univ. Ivan Engler, FA f. Ch., FA f. UCh., geboren 1931 in Trencin, promovierte in Kosice/Slowakei zum MUDr. und in Wien zum Dr. med. univ. 1964 wurde er als Ordinarius Leiter der Traumatologie an der pädiatrischen Universitätsklinik in Bratislava/Slowakei. 1970 leitete er die chirurgische Abteilung des Feldspitals bei den österreichischen UNO-Truppen in Cypern. Seit 1980 steht er der international tätigen »Ärzteforschung für Naturheilverfahren« in Salzburg vor, die renommierte Wissenschaftler zu ihren Mitgliedern zählt.
Ivan Engler ist der Begründer der »Sauerstoff-Ionen-Therapie« (O_2ITh), die sich als eine ganzheitliche biologische Behandlung bei Therapeuten in der ganzen Welt bewährt hat.
Auf der Grundlage eigener Forschungen kam 1986 die originelle Wasseranwendung als integrative Methode hinzu (O_2ITh/H_2O), die der Autor seitdem in Vorträgen und Kursen einem interessierten Publikum im In- und Ausland näherbringt.
Er hat 70 wissenschaftliche Arbeiten publiziert und ist Mitautor von mehreren Büchern auf dem Gebiet der Naturheilverfahren.

Ivan Engler

STRATEGIE
FÜR EIN GESUNDES, LANGES
LEBEN

Die sieben Naturwunder
als Grundlage der Ganzheits-Medizin

Deutscher Spurbuchverlag

Die Deutsche Bibliothek - CIP-Einheitsaufnahme

Engler, Ivan:
Strategie für ein gesundes, langes Leben : die sieben Naturwunder als Grundlage der Ganzheits-Medizin / Ivan Engler. – Ungekürzte Ausg., neue, vollkommen überarb. Aufl. – Baunach : Dt. Spurbuchverl., 1999
ISBN 3-88778-228-3

Ungekürzte Ausgabe
Neue vollkommen überarbeitete Auflage, März 1999

Einband: Dipl. Designer Holger Jürgenliemk, Penzberg

Inhalt

1. Vorwort

Die wichtigste Frage in der heutigen Krisenzeit ist, wie wir *trotz* unserer ungesunden *Umwelt* (Luft, Wasser, Erde, Nahrungsmittel, sozialer Streß) *gesund und fit bleiben* können und die Lebensqualität nicht verlieren. In diesem Buch finden Sie den Wegweiser dazu. Unter anderem wurde ich vom ECIM (European Council of Integrated Medicin) nach Brüssel und von der Occidental Institute Research Foundation, British Columbia, Canada, eingeladen, um über die Erfolge der von mir begründeten ganzheitlichen Methode *Sauerstoff-Ionen-Therapie-Wasseranwendung (O_2ITh/H_2O/Engler)* Vorträge und Seminare zu halten.

In diesem Buch habe ich versucht, in allgemein verständlicher Form *die sieben Wunder der Natur als Grundlage der Ganzheitsmedizin und der globalen Strategie für unseren Lebensweg durch Krisen* zu beschreiben.

Wir leben in einer komplizierten, schnellebigen Zeit, die die Regelkreise der Natur, des Menschen und das Immunsystem sehr belastet. Um gesünder, besser und länger zu leben, um den Anforderungen des täglichen Lebens gewachsen zu sein, bedarf es einer *globalen Taktik.* Etwas pathetisch formuliert, sind die Alternativen der Stunde

Die sieben Wunder

Sonne – Wasser – Sauerstoff – Lebensmittel – Bewegung – Entspannung – Liebe

Nur 10 Prozent der Menschen denken global, umweltbewußt und zukunftsorientiert und sind willens, für die Lösung der Krisen und für ihre ganzheitliche Weiterentwicklung Zeit, Mühe und Geld zu investieren.

Als Autor war ich bemüht, die Ausführung kurz und allgemeinverständlich zu halten.

Bezüglich Ihres Gesundheitszustandes und der angeführten Übungen, Anwendungen oder Empfehlungen wenden Sie sich bitte an Ihren Arzt. Dieses Buch kann Ihren Arzt nicht ersetzen.

Für jede Anregung, Erfahrung und natürlich auch Kritik bin ich dankbar. ZurVertiefung der Thematik steht im Text oder in der Literaturliste das Notwendigste.

Den Leserinnen und Lesern wünsche ich nicht nur eine anregende, hilfreiche Lektüre, sondern auch die Erfüllung der an das Buch gestellten Erwartungen. Weiter wünsche ich Ihnen beim Lesen auch Minuten des Schmunzelns. *Humor ist ein wichtiger Streßkiller.* Humor ist, wenn man trotzdem lacht und besonders über sich selbst. Lachen durchschwingt das Körperwasser, entspannt die Muskeln, verschönt Ihr Gesicht *und stärkt das Immunsystem.*

Die Ratschläge in diesem Buch sind vom Autor und vom Verlag sorgfältig erwogen und geprüft, dennoch kann eine Garantie nicht übernommen werden. Eine Haftung des Autors bzw. des Verlages und seiner Beauftragten für Personen-, Sach- und Vermögensschäden ist ausgeschlossen.

II. Das Wassermann-Zeitalter und die Krisenzeit

„Wer die Umwelt verändern möchte, der muß vor allem sich selbst ändern.“

Das Fische-Zeitalter der großen Propheten (Moses, Christus, Buddha, Mohammed) hat den Menschen in seinem aggressiven Verhalten gegen sich selbst und die Natur zu wenig verändert. Das angebrochene *Zeitalter des Wassermannes (Aquarius)* hat durch die phantastische Entwicklung der Wissenschaft und Technik die moralische Situation der Menschen vorläufig negativ beeinflußt und brachte mit den atomaren Massenvernichtungswaffen und gefährlichen Atomkraftwerken nahezu unlösbare Sicherheits- und Umweltprobleme.

Die Zeitalter des Fisches und des Wassermannes stehen nicht nur symbolisch *mit dem Element Wasser in Verbindung* (Sintflut, Taufe, heiliges Wasser, Wasserenergieformen, Kriege um Wasser, Wasserstoffenergie, Wasserstoffbombe ...). Nach den Gesetzen der Polarität spendet Wasser das Leben, es ist ein ausgezeichnetes Mittel gegen Streß. Wasser kann aber auch das Leben vernichten.

Der aggressive Ur-Mensch (ohne die innere Bremse zur Tötung der eigenen Art und sporadischer Kannibale) *entwickelte sich bis heute durch die Erfindung immer effektiverer Energieformen* (Sonne, Feuer, Wasser, Dampf, Kohle, Öl, Elektrizität, Atomenergie, Wasserstoffenergie), *wirksamerer Waffen und Werkzeuge* (Holzkeule, Steinaxt, Bogen, Schwert, Schußwaffen, Panzer, Autos, Flugzeuge, Computer, Raketen, Atomwaffen).

Seit Urzeiten erlebt der Mensch immer Krisen zwischen den Urtrieben und deren Bremsen durch Kultur (siehe Seiten 74, 75). Er war immer den

1. *natürlichen Katastrophen* ausgesetzt (Tiere, Dürre, Überschwemmung, Eiszeiten, Vulkanausbrüche ...),
2. *den persönlichen Krisen* (verschiedene Stressoren und Feinde, die zu einer Verminderung von Lebensqualität, zu Krankheiten beziehungsweise Tod führen),

3. *den kollektiven Krisen* (Revolutionen, Kriege, Anarchie, Seuchen), die zu einer Zerstörung der Gemeinschaften führen.
Die *heutige globale Krisenzeit,* gekennzeichnet besonders durch die Aggressionen des Menschen gegen sich, gegen andere und gegen die Natur, eskaliert wie nie zuvor durch die Bevölkerungsexplosion, Umweltzerstörung und atomare Massenvernichtungswaffen.
Die Lösung der heutigen Krisenzeit erfordert *globale, persönliche und kollektive Maßnahmen. „Die Sieben Wunder in Krisenzeiten"* sind eine bescheidene Anregung und stellen einen Wegweiser dar.

1. Allgemeiner Umweltstreß

Das Zeitalter des Wassermannes ist durch mehrere Phänomene und allgemeinen Umweltstreß in sechs Punkten gekennzeichnet:

1. *Bevölkerungsexplosion,* Megazentren, Massenbewegungen, Massenmedien, Massenverkehr (Pkw, Lkw, Flugzeuge), Massentourismus, Massenverarmung, Macht der Konsummassen, Massengewalt. Es droht eine Vermassung des Menschen. Die farbige Bevölkerung verarmt immer mehr, während die Weißen immer reicher werden. Die über 60 Jahre alten Menschen werden immer mehr, immer kränklicher und einsamer. Es droht ein Zusammenbrechen des Sozialversicherungs- und Gesundheitsnetzes.
2. *Überflutung mit Informationen* durch Massenmedien, Explosion der Erkenntnisse und des Fortschritts von Wissenschaft und Technik, Skepsis und Abneigung der Bevölkerung gegen die übertechnisierte unpersönliche Medizin. Die integrale biologische *Ganzheitsmedizin* stellt wieder den Menschen, den Patienten, die Kommunikation zwischen Arzt und Patient in den Vordergrund. Immer mehr Menschen finden den Weg zur Ganzheitsmedizin, die inzwischen beachtliche Erfolge zu verbuchen hat. Täglich werden wir mit vielen schlechten Nachrichten aus Umwelt, Wirtschaft, Politik, aus dem Alltag von Gewalt und Verbrechen überhäuft. Durch die Computertechnik droht Überwachung, durch Massenmedien (Werbung, Parteidoktrinen) Manipulierbarkeit des Menschen.
3. *Umweltverschmutzung,* Umweltzerstörung und Ausbeutung (Luft, Wasser, Erde), verursacht durch menschliche Gier, Unvernunft und Machtstreben. Es droht ein Kollaps der Kreisläufe der Natur, ein Treibhauseffekt mit Klima-

veränderung, es folgen Verwüstungen und Überschwemmungen. Der fruchtbare Boden und das Trinkwasser werden selten, die Energieversorgung immer schlechter. Die saubere Wasserstoff-Energie ist noch fern.

4. Mehr Einstrahlung von ultraviolettem Licht und *vermehrte Bildung von Radikalen* in der Natur und auch im menschlichen Körper. Es ist wahrscheinlich, daß nicht nur *Krankheiten* (Krebs, Herzinfarkt, Gehirnschlag) auf Radikalenentgleisung beruhen, sondern auch das gehäufte Auftreten von radikalen gesellschaftlichen Gruppen, von Rowdytum, erhöhtem Aggressionspotential, Verbrechertum des einzelnen, von Gruppen und Nationen damit im Zusammenhang stehen. Es droht ein *sozialer Zerfall* der menschlichen Gesellschaft und eine Rückkehr zum Despotismus und Fundamentalismus des Mittelalters. Es besteht eine ständige *atomare Bedrohung* (also eine akute Bedrohung durch lawinenförmige Radikalen-Reaktionen in der Natur und im Körper) durch einen möglichen Unfall in den vielen Atomkraftwerken, durch den Einsatz von Atomwaffen durch Militär oder Terroristen. Die Erde überlebt die Menschheit nicht in heutiger Form.
5. *Verseuchtes,* denaturiertes, kontaminiertes, verstrahltes *Wasser* in der Natur und in den Nahrungsmitteln hat eine verstärkte Belastung des Körperwassers und damit erhöhte Bildung von Radikalen zur Folge, die das menschliche und auch das tierische *Immunsystem schwächen. Ansteckende Krankheiten* (Aids, Hepatitis) verbreiten sich epidemisch. Es droht eine genetische Schädigung des Menschen mit unabsehbaren Folgen für die Nachkommen.
   Als epidemiologische Daten hat die WHO folgende Zahlen präsentiert: Zur Zeit sind weltweit etwa 10 bis 12 Millionen Erwachsene und eine Million Kinder HIV-infiziert *(Aids)*. Das bedeutet: Jeder 250. Erwachsene trägt das Virus in sich. Pille schützt nicht, Präservativ ja! Die Zurückhaltung und Moral helfen am besten! In den ersten sechs Monaten dieses Jahres hat international eine Million Neuinfektionen stattgefunden, alle 15 bis 20 Sekunden kommt es zu einer weiteren Infektion. Für das Jahr 2000 werden 30 bis 40 Millionen HIV-Infizierte prognostiziert.
6. *Allgemeiner Verfall der Traditionen,* der Moral, des Einsatzes bei der Arbeit, der Zuverlässigkeit, der Lebensqualität ganz allgemein. Überall Massen ohne Manieren, Gedränge, Aggressionen, Egoismus, Disstreß. Die Menschen verlangen nur, wollen selbst aber nichts oder so wenig wie möglich leisten, es fehlt an Bescheidenheit, Sparsamkeit.

Jeder einzelne, die Gemeinden, Staaten sind verschuldet und teilweise sogar bankrott, die totale Wirtschaftskrise steht bevor. Es fehlen moralisch einwandfreie Vorbilder, *etwas Neues wird gesucht.* Es wird „ausgestiegen", man flüchtet sich in Esoterik, Sekten, Exzentrik, Vulgarität, Fundamentalismus, Radikalismus, Vandalismus, zum „carpe-diem"-Konsumdenken: Autos, Reisen, Güter, Essen, Sex, Rauchen, Alkohol, Drogen, Fernsehen und Video, Computer und so weiter.

Der einzelne wie das Kollektiv sind desorientiert, überfordert und befinden sich im Dauerstreß. Einige bereiten sich auf das nackte Überleben mit militärischen Taktiken vor (I. Boswell 1990).

Die durch die soziale Gewalt und steigende Kriminalität verängstigte Mittelklasse Amerikas versucht vor den Toren der großen Städte in den USA Schutz hinter Mauern mit Wächtern („Forting up") zu finden. In den USA ist *„Cocooning"* in: sich „einkapseln", zu Hause bleiben, bescheiden sein, wenig Konsum, für sich und die Familie bewußter leben, weil es später ist als man denkt.

2. Maßnahmen gegen Krisenzeiten

„Kluge Köpfe" empfehlen in den heutigen *Krisenzeiten* folgende *Maßnahmen:*

1. atomsichere Schutzräume

2. „eiserne" Vorräte an Nahrungsmitteln, Wasser, warmer Bekleidung

3. einbruchsicheres Haus, Wohnung, Tresor, Bewaffnung, organisierte Hilfe mit Nachbarn

4. Glauben Sie niemandem, besonders nicht den Organisationen, dem Staat!

5. Verteilen Sie Ihren Besitz in Immobilien, Goldmünzen, Edelsteine, Bargeld, Sparanlagen und Antiquitäten.

Bei diesem Rezept wird aber das Wesentlichste in einer Krise vergessen, nämlich die *gute Gesundheit und die Kraft des positiven Denkens* (Glaube, Liebe, Hoffnung).

In der Bibel steht: „Ihr sollt Euch nicht Schätze sammeln auf Erden, daß sie die Motten und der Rost fressen ..., und daß die Diebe nicht nachgraben und stehlen ..."

In diesem Buch stehen diese maßgebenden *Voraussetzungen für das Überleben* und die Lebensqualität im Vordergrund.

Aus der Geschichte können wir relative Gewißheit und Glauben schöpfen, daß der Mensch durch Erfindungen und Anpassungsfähigkeit auch die heutigen Krisen lösen wird, wenn wir alle dazu bewußt positiv eingestellt sind.

Der österreichische Philosoph Leopold Kohr, bekannt durch seine Aussage *„Small is beautiful"*, schreibt:

„Die Revolution heute ist der einzelne gegen den Staat, der zu groß geworden ist, das Individuum gegen die Masse, die uns unterdrückt, das Kleine gegen das Große, der ***David gegen Goliath.*** *Alles andere ist reaktionär und deswegen bricht das auch letzten Endes zusammen wie der Turm von Babel. Und wir sind gerade im Zeitalter des allgemeinen Zusammenbruches" (Sowjet-Union, Ostblockländer ...).*

Die Natur besteht selbst aus Kleinstteilen, alles was sich über eine gewisse Grenze ausdehnt, kostet mehr als es einbringt, wenn etwas zu groß wird, dann platzt es, es paßt nicht mehr ins Gleichgewichtssystem.

Schon Paracelsus sagte: „Alles ist Gift, ausschlaggebend ist nur die Menge". Also wenn etwas zu viel wird, ob es ein Volk ist, oder eine Industrie, dann wird es zu Gift.

„Klein sein oder nicht sein, das ist die Frage", würde heute wohl Shakespeare den Hamlet sagen lassen. Das Große hat keine Chance.

„Klein" mit Verbetonierung der Erde, „klein" mit Verschwendung von Energie und Naturschätzen, „klein" in privaten und öffentlichen Schulden, „klein" sein in Unordnung außen und innen.

Wir brauchen vor allem sechs Maßnahmen:

1. *Globale Abrüstung und Kontrolle* zur Verhinderung der Gewalt
2. *Sparsamkeit* im Verbrauch von Energie, Rohstoffen und besonders von Wasser
3. Eine *neue, saubere,* die Umwelt nicht belastende *Energieform,* zum Beispiel die Wasserstoffenergie
4. Wissenschaftlich begründeten *Umweltschutz* mit Verzicht auf nicht-ökologische Wirtschaft (Industrie, Landwirtschaft, Verkehr, Hauswirtschaft, ...)
5. *Abstand* zu überwucherndem *Konsum und Wegwerfmentalität*
6. Eine effiziente, von Dogmen befreite *Regelung der Bevölkerungsexplosion.* Umweltstreß ist gefährlich und schädlich. Wir haben ihn in sechs Punkten zusammengefaßt. Um besser zu leben und zu überleben, müssen wir *globale Strategien* anwenden.

Unser Denken und unser Verhalten kann viele Dinge positiv beeinflussen. Apathie und Resignation sind fehl am Platz und schwächen das Immunsystem.

„Der Spiegel ist eine der größten Erfindungen der Menschheit. Ist er doch die einzige Möglichkeit, sich selber ins Gesicht zu sehen", schreibt Rolf Hasenclever (1992).

Nicht nur elektromagnetische Wellen, sondern auch *Gedanken und Stimmungen werden reflektiert;* eine positive, fröhliche, umweltbewußte Stimmung ist ansteckend, genauso wie negative, pessimistische, umweltfeindliche. Es ist erfreulich, daß immer mehr Menschen und Wissenschaftler sich für Menschenrechte, verlassene Kinder, Umweltschutz und Tierschutz einsetzen. Diesbezügliche *Organisationen* wie zum Beispiel Greenpeace, Amnesty International, Kinderdörfer, Katastrophen-Hilfsorganisationen, David gegen Goliath und so weiter sollte man finanziell und moralisch *unterstützen.*

Mein geschätzter Freund und Vorstandsmitglied der Ärzteforschung für Naturheilverfahren in Salzburg, der verstorbene Baron Louis Zschock, beschrieb in seinem Werk „Zu neuen Dimensionen des Seins" (Ariston Verlag, Genf 1986) einen möglichen Wegweiser aus der heutigen geistigen Misere.

Die Zukunftsgeneration auf dem blauen Planeten Erde sind die *Kinder,* die von der Erwachsenenwelt schlecht behandelt und gestreßt werden: In Österreich haben 20% der Schulkinder erhöhte Cholesterinwerte, 50% haben Haltungsschäden, 60% haben Zahnkaries und neigen zu Allergien und Störungen des Abwehrsystems. Jährlich werden 10% Kinder verletzt, einige Hunderte tödlich, schätzungsweise werden mehrere zehntausend Kinder sexuell mißbraucht und mißhandelt. Jede dritte Ehe wird geschieden, die am stärksten leidenden sind meistens die Kinder. *Unsere Erwachsenenwelt ist kinderfeindlich* (Verkehr, Massen, Umweltverschmutzung, Mangel an Zeit, Zuwendung und besonders Liebe). Eine neue, umweltbewußte, junge Generation beginnt heranzuwachsen. Eine Hoffnung in Krisenzeiten. Mein Sohn Andreas, sechs Jahre, sieht im Fernsehen den Captain Planet und singt in seiner Kinderart mit:

„Plündern und Verschmutzen ist nicht gefragt, hört was Captain Planet zu euch sagt: Erde, Feuer, Wasser, Wind, Liebe! Durch eure vereinten Kräfte bin ich Captain Planet. Ihr habt die Macht".

3. Symbolik und die Fraktale

Im Zeitalter des Wassermannes mit Krisenzeiten wurde aufs neue die *Symbolik* (sind verschlüsselte allgemeine Gesetzmäßigkeiten in Zeichen, Nummern) entdeckt. *Fraktale sind selbstähnliche Gebilde,* zum Beispiel eine *Pyramide (ist ein Symbol der Hierarchie).* Die Pyramidenform ist auch in den Rastermikroskopaufnahmen der Elementarteilchen von Atomen, in einer Tetraeder Elektronen-Konfiguration eines Flüssigkristalles der Wassermoleküle erkennbar, beziehungsweise in den vernetzten Gehirnzellen oder einer *Doppelpyramide = Sechsstern,* die sich schrittweise in immer kleinere Pyramiden zerteilen läßt. Auch im menschlichen Körper befinden sich Fraktalstrukturen (zum Beispiel Akupunktur-Punkte, siehe Bild Trampolinübungen auf Seite 93), die die Information des Ganzen beinhalten. Durch Messen von Fraktalen (zum Beispiel Hautwiderstand) können wir Auskunft über das Befinden, über den Gesundheitszustand erhalten. Mein geschätzter Freund H. Klima (Atominstitut Wien, Mitglied der Ärzteforschung für Naturheilverfahren in Salzburg) hatte einen quantitativen Nachweis der Regulation im Körper erhalten. Über die Zuführung von Fraktalen (sind kleine Energiemengen oder Informationen, siehe Therapie-Bild 17, Seite 149) ändern sich nicht nur die Meßwerte der Fraktale, sondern auch das Befinden und der Gesundheitszustand, der zwischen Ordnung und Chaos schwingt, da der Körper ein offenes, vernetztes, kommunizierendes System ist. Ein Fraktal, ein relativ kleiner Reiz-Stressor, kann hier große Veränderungen bewirken (Schmetterlings-Effekt). Die von mir begründete O_2ITh/H_2O ist eine integrative, energetisch informative Ganzheitsmedizin, die die Symbolik und Fraktale berücksichtigt.

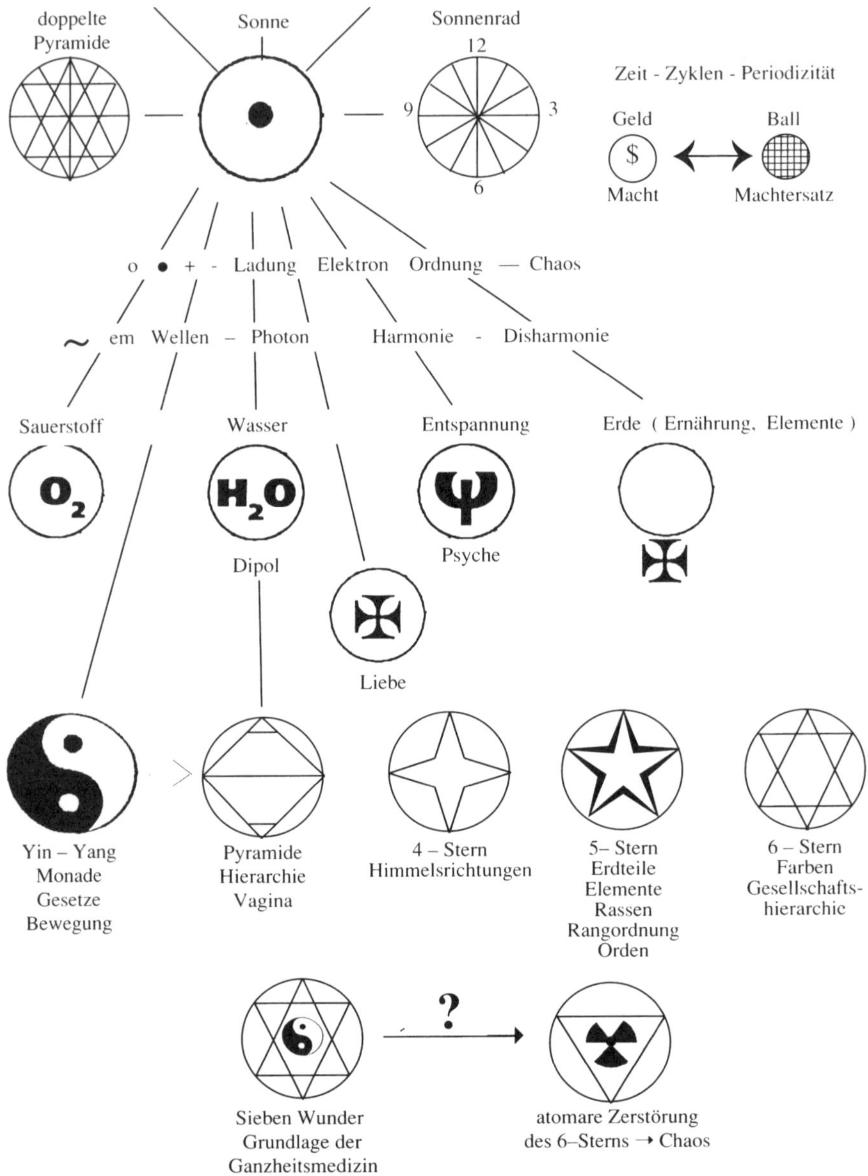

Bild 1: Bilder zur Symbolik - Fraktale

III. Bedrohung durch unvernünftige Denk- und Lebensweise

„Wenn im Leben alles glatt liefe, würden wir uns kaum Zeit nehmen, über unser Fühlen, Denken oder Handeln nachzudenken. Wir wären viel zu beschäftigt, Spaß zu haben".

D. M. Wegner

Das Menschenleben ist von der Geburt bis zum Tod von Lebensabschnitten gekennzeichnet, die man mit den Jahreszeiten vergleichen kann.

Besonders die Übergänge sind voll von Krisen und durch Stressoren besonders belastet. Auf unserem Lebensweg scheint es notwendig zu sein, einige Aufgaben zu lösen.

Die Krisen und Krankheiten sind unsere Chance zur Reife. Im allgemeinen resultieren Maßnahmen zur geistigen Kontrolle aus dem verzweifelten Versuch, mit etwas Unangenehmem fertig zu werden.

Das Leben ist lebensgefährlich. Der Weg vom Diesseits ins Jenseits ist das Ziel.

1. Drei grundlegende Fragen und sechs Lebensaufgaben

Die drei grundlegenden Fragen sind:

1. *Wie entstand unser Kosmos und Mikrokosmos,* der Mensch, und wie sehen sie vor allem heute aus?
2. *Welche gemeinsamen Gesetze* oder Regeln steuern die Natur, den Menschen und sein Leben und vor allem seine Gesundheit und Lebensqualität?
3. *Welchen Sinn hat unser Leben* und was wird nach dem Tode sein? Gibt es einen Gott, den Geist der Materie?

Die sechs wichtigsten Lebensaufgaben:

1. *Erkennen* und erfahren Sie sich und Ihre Umwelt (Natur, Mitmenschen, Gesellschaft, Geschichte, Kultur, Wissenschaft, ...)!
2. *Veredeln* Sie sich innerlich und erhalten Sie Ihren Körper gesund und fit. Richten Sie Ihre Denkweise positiv aus, handeln Sie überlegt und nicht nur dem eigenen Vorteil entsprechend!

3. Tragen Sie zum eigenen Wohl, zum Wohl Ihres Nächsten und der Gesellschaft bei! *Lieben Sie sich selbst so wie Ihren Nächsten!* Verehren und schätzen Sie die Natur, schonen Sie die Natur, insbesondere das Wasser! Seien Sie tolerant und geduldig! Vor relativ kurzer Zeit war der *Mensch noch ein aggressiver, raffinierter Mörderaffe.* Er braucht noch längere Zeit, um sich weiterzuentwickeln.
4. Entwickeln Sie ein Gefühl und einen Glauben für die Einheit mit den Mitmenschen, der Natur und dem idealisierten, unbegreiflichen und ewigen Prinzip!
5. Geben Sie Ihre angeborenen und erworbenen Informationen an die Nachkommen weiter! Entweder glauben Sie an Gott oder an den Geist der Materie – die ewigen, informationstragenden Elektronen! So sind Sie in jedem Fall unsterblich und brauchen keine Angst vor dem Diesseits oder Jenseits zu haben. Wir sind alle Kinder des Kosmos, aus dem Wasser geboren, vom Wasser erhalten und werden einmal weggeschwemmt.
6. Wir sollten das Zeitalter des Wassermannes erkennen und verstehen lernen, daß wir schicksalhaft mit der Umwelt verbunden sind: Mit der Sonne als Spenderin des elektromagnetischen Feldes, mit der Luft und verschiedenen Sauerstoff-Formen, mit überall vorhandenem Wasser, mit der Erde, die uns nährt, mit allen Lebewesen, vor allem mit der Liebe, die wir empfangen und die wir schenken dürfen. Beobachten Sie die Mitmenschen: *die meisten sind sauer wie der Regen und der Boden von heute.* Lächeln Sie andere an, lassen Sie Ihre innere Sonne scheinen und wärmen Sie sich und andere!

2. Wechselwirkungen

Der Anfang des *Zeitalters des Wassermannes beeinflußt uns Menschen und wir beeinflussen die Zeit in der wir leben.* Wie es um Wasser, Luft und Erde steht, so steht es mit dem Körperwasser, mit der Atmung und Veratmung, mit unserer Ernährung, Gesundheit und Stimmung.

Darum verwenden wir in der *Ganzheitsmedizin* die Naturelemente, die sieben Wunder in Krisenzeiten, die wunderbar wirken: ohne Nebenwirkungen, ohne Allergie oder Abhängigkeit zu verursachen. Vielleicht haben wir noch genügend Zeit, diese Wunder und Regeln unseren Kindern beizubringen.

Das Rad zur Vermehrung des Geldes als Machtmittel der „Insider“ (Bild 2) führt zur Umweltzerstörung und zur Versklavung des Menschen (Konsumdenken, Abhängigkeit, Manipulierbarkeit, Krankheiten, soziale, ökonomische, moralische Krisen, Gewalt und Kriege).

Die Insider belohnen sehr treue und besonders anpassungsfähige Bürger mit Ämtern, Aufträgen, Auszeichnungen und Orden.

Wissen, körperliche Fitneß, positives Denken sind *Machtmittel der „Individualisten“* zum Überleben, die einzige Behauptung gegen die Übermacht der Massen und Organisationen, gegen Zerstörung der Natur. Dieses Buch ist Menschen gewidmet, die global denken, beständig handeln, gesünder, bewußter und besser leben möchten.

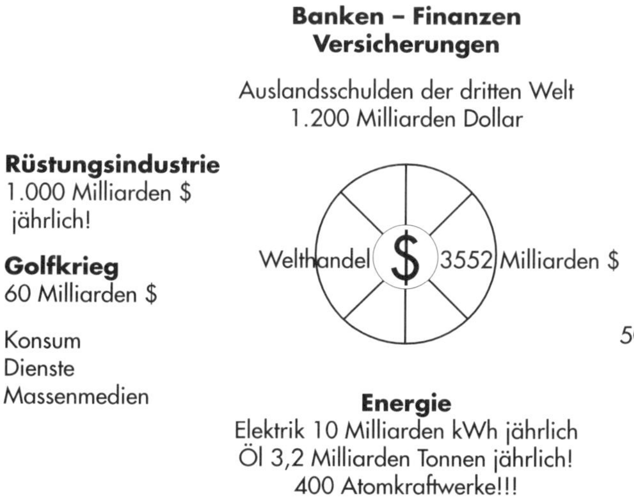

Bild 2: Das Rad zur Vermehrung des Geldes als Machtmittel der „Insider“

- Der Waldboden schluckt pro Hektar und Jahr permanent Schwermetalle: Blei (10 - 100 kg), Cadmium (bis 1 kg). Der Boden ist übersäuert.
- Der Landwirtschaft gehen pro Jahr 24 Milliarden Tonnen fruchtbarer Boden durch Abholzung, Feuerrodung, Verbauung, Ausschwemmung, Verpestung und Sand verloren.
- Auf einer begrenzten Welt gibt es kein unbegrenztes Wachstum (Grenzen-Krebs).
- Wir müssen weniger und anders produzieren und das Vorhandene gerechter verteilen (Teilen - Habgier).

  Nur auf einem fruchtbaren Boden kann der Mensch auf Dauer leben (Humus - Sand). Nur die bäuerliche Landwirtschaft mehrt Humus, die Industrie zehrt davon. Aber überall in der Welt, wo der Humus schwindet und statt dessen Sand entsteht, muß der Mensch gehen. Eine Überdüngung mit Stickstoff ist vielseitig gefährlich.

(Univ.-Prof. Dr. A. Haiger, Wien).

IV. Das Wunder Sonne

„Die Sonnenflecken haben wahrlich große Bedeutung", sagte Schwejk, „einmal erscheinte so ein Fleck und an dem selben Tag war ich im Gasthaus geprügelt ..."

Jaroslav Hašek:
Das Schicksal des guten Soldaten Schwejk

1. Elektromagnetische Strahlung und Mensch

Unser *Kosmos* entstand vor etwa 15 bis 20 Milliarden Jahren aus dem großen Urknall. Seitdem expandiert der Kosmos und er wird wieder einmal zusammenschrumpfen, wenn der große Crash kommt. In den ersten Sekunden existierte nur elektromagnetische Strahlung (Wellen, Elektronen, Photonen). Nach einigen Minuten bildete sich Wasserstoff (H) und es setzte ein Prozeß der Bildung der Elemente ein.

Nach einer Million Jahre entstand aus Wasserstoff und Helium das Urgas, durch Gravitation daraus Materiewolken, später die Sterne, Galaxien und Galaxienhaufen. Die Sonne, die aus der Sonne geborenen Planeten wie die Erde, die Menschen auf der Erde, bestehen nicht vorwiegend aus der Materie (Neutronen), sondern hauptsächlich aus Photonen, also Energiequanten. Daher ist die Welt auch Klang (J. E. Berendt, 1983).

Die klassische (tonale), harmonische *Musik* wirkt auf lebende Organismen funktionsfördernd (spielt man Kühen klassische Musik vor, werden bessere Milcherträge erzielt; Pflanzen wachsen schneller). Die tonale Musik erhält jung und wirkt als Antistreß. In philharmonischen Orchestern findet man selten dicke, krankhaft aussehende Musiker, und auch die meisten Dirigenten erreichen ein hohes Alter.

Sir Yehudi Menuhin sagt, daß die schöne Musik in der Lage ist, vieles zu heilen und zu koordinieren. Insofern ist sie ein Spiegel des Lebens – jede Lebenserfahrung kann man durch Musik zugänglich machen.

Die Disco- und die Rockmusik sind atonal, disharmonisch und wirken durch ihre Lautstärke samt der verrauchten Umgebung, Alkohol und vibrierender Lichteffekte als ein vielseitiger Stressor. Die Musiker oder Sänger dieser Musikart leiden an allen möglichen Beschwerden, sie sind zumeist süchtig und leben durchschnittlich nicht sehr lang. Die jugendlichen Hörer lauter Musik entwickeln früh Schwerhörigkeit.

Im Grunde genommen ist die atomare *Wasserstoff-Sonnen-Energie* die einzige Energiequelle (Holz, Kohle, Öl, Gas, einschließlich Kernenergie) für alle Kreisläufe der Natur, für alle Lebewesen auf dem Planeten Erde.

In etwa fünf bis zehn Milliarden Jahren wird die Sonne platzen und als roter Riese die Planeten samt der Erde vernichten. Es entsteht Material zur Bildung neuer Sterne. Alles hat, wie das Beispiel zeigt, sein Entstehen, seinen Weg und sein Vergehen.

Unsere gute *Erde* ist fünf Milliarden Jahre alt, die sauerstoffhaltige Atmosphäre fing an, sich vor zwei bis drei Milliarden Jahren zu bilden. In dieser Zeit lebten schon im Urmeer die ersten Urzellen.

Die Dinosaurier tauchten vor 150 Millionen Jahren auf und starben plötzlich aus!

Der *Urmensch* trat vor einer Million Jahre auf, die ersten Kulturen entstanden vor etwa 8000 Jahren.

Die *Zeit* existiert in der Natur in unserem Sinne nicht, es gibt nur die ewigen *Zyklen*, Bewegung zwischen *Ordnung und Chaos*, wo alles mit allem in wechselseitiger Verbindung steht.

Der Mensch führte die Zeit und das Geld ein, die zu den größten Stressoren, zu Killern geworden sind. „Time is Money"! Man hat Angst vom Ablauf seiner eigenen Zeit, je älter man ist, desto kürzer wird die Zeit! Nach den kosmischen Spielregeln sollte uns das kaum Sorgen bereiten: *Als Kinder des Kosmos sind wir unsterblich*. Nach J. E. Charon, „Geist der Materie" (1979), sind wir Träger der unsterblichen Elektronen, die außerdem einen weisen Supercomputer der Natur darstellen, der die Sprache der Sonnen-Photonen spricht.

Die Sonne, ihr elektromagnetisches Feld, ist die Voraussetzung des Lebens.

Die gesunden *Zellen strahlen* und schwingen in verschiedener Frequenz. Sie verständigen sich mittels Photonen und *elektromagnetischen Wechselwirkungen*. Die kranken Zellen haben veränderte Strahlen und Schwingung. Wasser ist fähig, auch die ungünstigen Frequenzen (zum Beispiel 1,8 Hz) beispielsweise von Schwermetallen (Blei, Cadmium, Nickel, Quecksilber) zu speichern und beim Trinken an den Körper weiterzugeben.

Der Mensch hat sich entwickelt durch Evolution im elektromagnetischen Feld der Sonne, im Urwasser bei 37 °C und 21 Volumensprozent Sauerstoff in der

Luft, im Schwingungsbereich von 400-750 nm des Stoffwechsels und bei einem Gleichgewicht von Radikalen (= aktive, aggressive Stoffe) und sogenannten Scavengern (= Antioxidantien, Abfänger von Radikalen).

Viele technische Errungenschaften unserer Zivilisation beruhen auf dem elektromagnetischen Spektrum der Sonne: Nuklearenergie, Röntgen, UV-Bräunungsgeräte, Infrarot-Wärme-Anwendung, Magnetfeld-Therapie, Laser-Akupunktur, Elektroakupunktur, Rundfunk-Sender, Radar, Hochspannung und alle Elektrogeräte.

Menschen sind Kinder des Kosmos. Aus dieser Verbindung entwickelte sich die *Astrologie*, die Deutung der Tendenzen, einschließlich der Gesundheit, nach dem Stand der Sonne und der Planeten im Moment der Geburt. Das Neugeborene wird einem bestimmten elektromagnetischen Feld ausgesetzt und ist dadurch angeblich für sein ganzes Leben geprägt.

Einige bekannte Astronomen, Wissenschaftler und Ärzte des Mittelalters waren oft auch treffsichere Astrologen (Nostradamus, Tycho de Brahe, Paracelsus und so weiter).

H. Wolf („Harmonische Schwingungen", Verlag Natürlich und Gesund, Stuttgart 1990) behauptet, daß besondere Planetenkonstellationen und Solarwellen (= 10^6-10^{10} Hz – Zellschwingung) die Schumann-Wellen aus der Ionosphäre (7,8 Hz = Frequenz des Hippocampus, ein wichtiger Gehirnteil hinter den Augen) den Menschen prägen. Werden Tiere im Moment ihrer Geburt verschiedenen elektromagnetischen Frequenzen ausgesetzt, so entwickeln sich ängstliche oder aggressive Typen. Bei Meditierenden sinken die α-Gehirn-Wellen auf die ausgeglichene Frequenz von 7,8 Hz. Unter Streß steigen die Gehirn-Wellen (10-12 Hz) auf eine höhere Frequenz und zeigen Unregelmäßigkeiten.

Beim *Autofahren* erzeugt eine Schwingungsfrequenz von 1 Hz (entspricht Adagio – dem Herzrhythmus) ein angenehmes, frisches Gefühl (Schwingungsfrequenz zum Beispiel von Saab); ungünstige Frequenzen führen zu rascher Ermüdung, zu einer Streßsituation (Kreislaufstörungen, Nervosität, Aggression).

SPEKTRUM DER ELEKTROMAGNETISCHEN STRAHLUNGEN			
Bezeichnung	Wellenlänge	Frequenz	
kosmische Strahlung Gammastrahlung	10^{-16} – 10^{-13} m	10^{16} – > 10^{12} GHz	natürliche und künstliche Atomstrahlung
Röntgenstrahlen Grenzstrahlung	10^{-13} – 10^{-9} m (1 nm) 1 nm – 100 nm	> 10^{12} > 10^{6} GHz	Röntgen-Strahlung
Ultraviolett C	100 nm – 280 nm	>10^{6} – >10^{2} GHz	optische Strahlung
Ultraviolett B	280 nm – 315 nm		
Ultraviolett A	315 nm – 380 nm		
Sichtbares Licht	380 nm – 780 nm		
Infrarot A	780 nm – 1.200 nm		
Infrarot B	1.200 nm – 3.000 nm		
Infrarot C	3.000 nm – 1.000.000 nm = 1 mm		
Mikrowellen Hertzsche Wellen	1 mm – 1 m	> 10^{2} GHz – 10 Hz	elektrische Wellen
Ultra-Kurzwellen	1m – 10 m		
Kurzwellen	10 m – 100 m		
Mittelwellen	100 m – 1 km		
Langwellen	1 km – 10 km		
längere elektrische Wellen	1 km – 10^{4} km		

Physikalische Begriffe:
Wellenlänge = Länge einer Schwingung (Periode) 1.000 Hz = 1 Kilohertz (Khz)
Frequenz = Anzahl der Schwingungen/sec. 1.000 KHz = 1 Megahertz (MHz)
1 Hertz (Hz) = eine Schwingung/sec. 1.000 MHz = 1 Gigahertz (GHz)

Tab. 1: Elektromagnetisches Spektrum (sichtbare und unsichtbare Sonne)

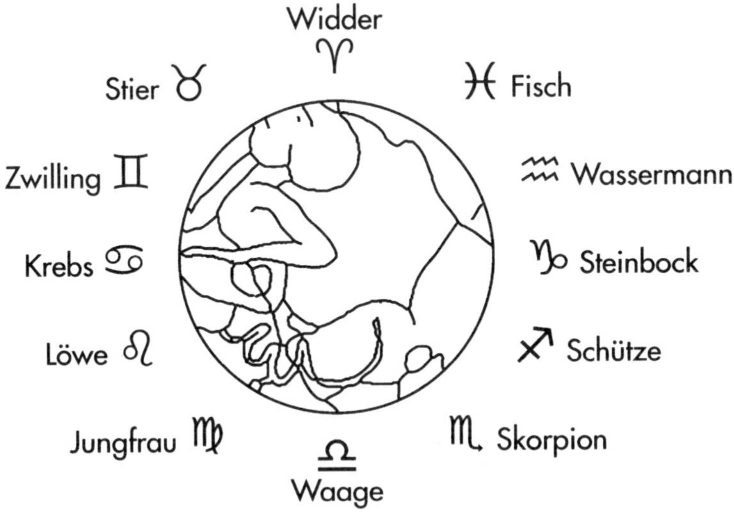

Bild 3: Anatomische Entsprechungen – mögliche gesundheitliche Belastungen nach Tierkreiszeichen (nach A. Eggers, in R. Ebertin, Anatomische Entsprechungen der Tierkreissprache, Ebertin Verlag, Freiburg/Breisgau 1984)

Ein Beispiel zu Bild 3: Ein Mensch, im Zeichen des Zwillings geboren, könnte mit Belastungen der Atemwege oder der Lunge konfrontiert sein. Er ist im Luftzeichen geboren, braucht Sauerstoff und regelmäßige Körperübungen als Vorbeugung.

In der *„Astromodizin"* (H. Wisgrill 1991) findet der interessierte Leser Ausführliches über dieses Thema.

Weltuntergang? Verteilungskriege und Massenwanderungen

WASHINGTON (SN, APA, AP). Nur noch wenige Jahrzehnte verbleiben den Menschen nach Ansicht von 1575 Wissenschaftlern, den gegenwärtigen Umgang mit den natürlichen Ressourcen der Erde zu stoppen und ein langfristiges Überleben zu sichern. Dieses drastische Fazit zogen die Gelehrten aus aller Welt, unter ihnen 99 Nobelpreisträger, am Mittwoch in Washington bei der Vorstellung eines vierseitigen Appells. Komme es nicht weltweit zu einer Umkehr im Umgang mit der Natur, drohe ein düsteres Szenario aus Verteilungskriegen und Massenwanderungen, von Elend und Verheerung. „Die Menschen und die Natur befinden sich auf einem Kollisionskurs", mahnen die Gelehrten. Als dringendste Probleme sind unter anderem genannt: Überbevölkerung, Zerstörung der Ozonschicht, Luftverschmutzung, Verschwendung von Trinkwasser, Giftmüllbelastung der Weltmeere, Rodung der Urwälder.

Nostradamus, (geb. 1503, gest 1566) ein Astrologe und Hellseher, prophezeite eine große Weltkrise auch für den Beginn des 21. Jahrhunderts.

2. Störungen durch ein elektromagnetisches Feld und Radikale

Durch kurzwellige, hochfrequente, harte Strahlung (kosmische, nukleare Röntgenstrahlen, UV-Strahlen) können die Zellkerne direkt zerstört werden oder es entstehen aus dem Wasser oder Sauerstoff aggressive, aktive Stoffe mit ungepaartem Elektron und ungesättigter Drehung, sogenannte *Radikale.*

Nur Radikale können reagieren und sind daher für das Leben notwendig. Jeder Stressor (zum Beispiel elektromagnetische UV-Strahlen, Elektrogeräte) kann zur Bildung von Radikalen führen.

Bei einem Überschuß an Radikalen entstehen Störungen und Krankheiten. Die Radikale werden durch sogenannte *Scavenger* (Antioxidantien oder Radikalenfänger) unter Kontrolle gehalten.

Für die Biologie bedeutend sind die Radikale, die aus dem Wasser und aus dem Sauerstoff entstehen. Mit jedem Atemzug gelangen 0,5 x 10^7 Radikale in unseren Körper. Ein einziges Photon (= Lichtquant) kann in 10.000 Molekülen Radikalenreaktionen einleiten. Jede Zigarette erzeugt 10^{12} Radikale und 10.000 Mutationen in der Desoxiribonukleinsäure-Trägerin des Erbgutes (DNA), welche das Repair-System beheben muß. Eine Zigarette als Radikal verbraucht 75 mg Vit. C (Vit. C ist ein Radikalen-Fänger oder Scavenger), was der tägliche Normalverbrauch des Körpers wäre!

Die Scavenger können Enzyme, Vitamine oder andere Stoffe sein. Bei zu schwachen Scavengern entgleisen die Radikale, was die Regulationskreise, die Zellmembranen belastet, Sauerstoff-Energie bzw. die Durchblutung negativ beeinflußt.

Es entstehen funktionelle, vorübergehende Beschwerden (erinnern Sie sich an die Wirkung Ihrer ersten Zigarette, oder an einen Alkoholkater?) Bei länger anhaltender Belastung mit Radikalen durch Zigaretten könnte es zur Entstehung eines „Raucherbeines" oder sogar zum Lungenkrebs kommen, wenn die Radikale den Zellkern zur Mutation zwingen und wenn das Immunsystem zu schwach ist, die entstehenden Krebszellen sofort zu zerstören (siehe Seite 140).

3. Wie entstehen Radikale?

Die Radikale entstehen durch:

1. *Elektromagnetische Wellen:*
   a. kosmische Strahlen (bei Flugzeugreisen stärkere Exposition)
   b. Radioaktivität (Caesium 137, Strontium 90, Jod 131), Atomkraftwerke, Atomwaffen
   c. Röntgenstrahlen (unnötige, lange, wiederholte Untersuchungen und Röntgentherapie)
   d. UV-Licht-Belastung (Sonnenstich, Sonnenbrand, Hautkrebs, Augenleiden)

2. Medizinische Anwendungen: Amalgamplomben, Chemotherapie, Behandlung mit Cortison, radioaktive Substanzen bei Isotopenmarkierung, Durchfälle, bei Infektionen
3. Lebensweise: Ernährungsfehler, Nahrungsmittel-Allergene, durch belastete, denaturierte Nahrungsmittel, verseuchtes Trinkwasser, denaturiertes Leitungswasser, verschmutzte Luft, Pollen, Alkoholismus, Nikotinmißbrauch, Homosexualität, Drogenkonsum
4. Umwelt-Belastung durch Massenverkehr (Auspuffgase von Diesel – Benzin – Kerosin – Maschinen), also von Lkw, Pkw, Flugzeugen, Raketen, Schiffen, Heizung, Verschmutzung durch Öl, durch Rodung des Urwaldes, durch Landwirtschaft (Kunstdünger, Phosphate, Nitrate, Herbizide), durch Industrie (Lösungsmittel, Detergentien, Farben, Imprägniermittel, Klebemittel, Nitrolacke, Formaldehyd, Kunststoffe), durch Vernichtung der Ozonschutzzone in der Stratosphäre mit Treibmittel (FCKW) und Hallogene, es kommt zu mehr UV-Strahlen und mehr Radikalen in der Atmosphäre, Verschmutzung durch kriegerische Auseinandersetzungen.
5. Belastung durch Nahrungsmittel-Industrie:
   Konservierungsformen, etwa durch Bestrahlung, Räuchern, Pökeln, Färben, Emulgieren, Denaturieren usw. bei Rohprodukten und Nahrungsmitteln
6. Belastungen im Haushalt (Nahrungsmittel, Putzmittel, Waschmittel, Pflegemittel), Leitungswasser, Geopathie, Asbestfasern
7. Elektrosmog: Hochspannungsleitungen (bei Kindern tritt Leukämie signifikant häufiger auf), Elektroleitungen, alle elektrischen Geräte und Autogeräte, Mikrowellenherde, Klimaanlagen, Trafo-Stationen, Transformatoren, Akkumulatoren, Elektrowecker, TV, Radio, Sender, Radar und besonders Halogen-Lampen. Im Schlafzimmer sollten keine elektrischen Geräte sein. Es ist sogar ungünstig, Musikinstrumente und Spiegel in Richtung Bett zu stellen, auch vom dauernden Tragen einer Digitaluhr ist abzuraten.
8. Belastung durch Schwermetalle (Blei, Quecksilber, Nickel, Cadmium) und durch tausende von der Industrie erzeugte Kanzerogene, das sind Stoffe, die Krebs erzeugen können (chlorierte Kohlenwasserstoffe, Nitrosamine usw.)
9. Befall des Organismus bei geschwächtem Immunsystem durch pathogene Mikroorganismen (Viren, Bakterien, Pilze, Plasmodien, Würmer), Dysbiose = Umkippen eigener nützlicher Symbionten und Verbreitung von pathogenen Stämmen.

10. Belastung durch psychischen, sozialen Streß, Denkweise, Lebensweise, Ernährungsweise, Trinkwasser, Arbeitsweise, schlechte Lebensqualität (Familien- und Partnerschaftsprobleme, Arbeitslosigkeit, Konkurs, Armut, Hunger, Verfolgung, Vertreibung, Krieg usw.)
11. Belastung mit den sieben „weißen Dingen“ (siehe Seite 99)

Ratschläge zu Punkt 6:

Das österreichische Institut für Baubiologie in Wien bietet folgende Untersuchungen zum Auffinden von für den Menschen schädlichen Belastungen an:

Asbest, elektrische und magnetische Felder, Farben, Licht und Beleuchtung, Formaldehyd, Hausstaubmilben, Leckstrahlung von Mikrowellenherden, Pestizide, Holschutzmittel, Radioaktivität von Baustoffen, Radon.

Zimmerpflanzen tauschen Kohlendioxid, Sauerstoff und Wasserdampf aus und regulieren damit das Zimmerklima. Einige Pflanzen „fressen“ Ausdünstungen von Schadstoffen (zum Beispiel Formaldehyd, Verdünnungs- und Klebemittel):

Philodendron-Fensterblatt, grüne Lilie, kleiner Feigenbaum, Schefflera, Efeutüte, Topf-Gerbera, Chrysantheme-Margerite, Kolbenfaden, Zwergpfeffer, duftender Drachenbaum.

Wir sind hochleistungsfähige Bio-Computer. Unser *Immunsystem* brauchte Millionen Jahre der Evolution für seine Superleistung zur Verteidigung gegen die Umwelt. Für die Einstellung auf den rasanten technischen und chemischen Fortschritt, der unsere Umwelt täglich verändert, hatte der Mensch sehr wenig, höchstens fünfzig Jahre Zeit!

Die aktuell vermehrte *UV-Strahlung* ist ein Beispiel für einen elektromagnetischen Stressor, der Radikale erzeugt und eine Gesundheitsgefährdung darstellt. Dieses Strahlenspektrum reicht von 100-400 nm und unterteilt sich folgendermaßen:

1. UVC (kleiner 280 nm)
2. UVB (von 280 bis 315 nm) erzeugt Sonnenbrand
3. UVA 2 (von 315 bis 340 nm) ist besonders gefährlich und führt zu Bindegewebsschäden, Immun-Suppression, Hautkrebs (Melanom) und Erblindung durch Netzhautablösung. Dies sind alles Radikalen-Entgleisungen.
   UVA 2 ist jene Wellenbreite, die Zellen und Mikroorganismen zerstören kann.

Je kürzer die Wellen in ihrer Frequenz sind, desto höher ist ihre zerstörerische Kraft, zum Beispiel von radioaktiven oder *Röntgen-Strahlen.* Sie werden bei der Tumorbehandlung angewendet. Aber sie zerstören nicht nur die sich schnell vermehrenden Krebszellen, sondern dämpfen auch das Immunsystem, das bei Krebsabwehr und Verhütung von Metastasen wichtig ist. Die Methoden der Integrativen Ganzheitsmedizin (z.B. O_2ITh/H_2O/Engler) stärken das Immunsystem.

Das Licht von *Halogen-Lampen* wurde ähnlich wie UVA 2 als hautkrebserregend bestätigt (Ärztewoche 6, 26, 1992).

4. *Nur UVA 1 (von 340 - 400 nm) ist für unschädliche Bräunung geeignet.* Zur künstlichen Bräunung sind nur Geräte geeignet, deren ausgestrahlte UVA-Wellen in dem Bereich von 340-400 nm liegen.

Insgesamt hat die *UV-Strahlung sehr stark zugenommen,* vor allem wegen des Abbaus der schützenden Ozonschicht in der Stratosphäre durch Treibgase mit FCKW. In der Atmosphäre, in der wir leben und atmen, ist der Ozongehalt leider stark gestiegen, so daß öffentliche Warnsysteme zum Schutz der Kinder, Kranken und Alten mit labilem Immunsystem notwendig geworden sind (O. Rokytansky et al. 1992).

4. Maßnahmen

Sich nicht zu viel der Sonne aussetzen, besonders nicht während der Mittagszeit. Erhöhte Vorsicht in südlichen Gegenden, besonders bei Kindern, Alten, Rekonvaleszenten und Menschen mit schwächerem Immunsystem.

Verwenden Sie UV-strahlenfilternde Sonnenbrillen, ferner Kopfbedeckung, leichte helle Kleider! Benützen Sie einen Sonnenschirm und suchen Sie den Schatten auf. Die verschiedenen Schutzcremes können Allergien verursachen. Die Zeiten von Sonnenanbeten und Bräunekult sind im Wassermann-Zeitalter mit dem Einfluß von Uranus (was auf plötzliche und gewalttätige Einflüsse hinweist) und erhöhter UV-Einstrahlung vorbei.

Also: Alles mit Maß, alles Zuviel oder Zuwenig ist unnatürlich.

Rezept für ein langes Leben: „Vorsicht in der Wahl der Eltern ist das Wichtigste, ferner Mäßigkeit in allem, auch in der Arbeit."
J. Tandler, Anatom aus Wien

Die Sonnenflecken, die Protuberantien an der Sonne, sind gewaltige Explosionen und bilden „kleine" Sonnen in der großen Sonne. Die Sonne ist 1.300.000 mal größer als unsere Erde.

Die Sonnenflecken verursachen manchmal sehr starke Störungen des elektromagnetischen Feldes auf der Erde (Zusammenbrechen von Telefonnetz, Sender, Radaranlagen usw.) und wirken auf das Wetter und Wasserbewegungen, als physikalischer Stressor auf die Regulationskreise des Menschen.

Die therapeutischen Anwendungen der Sonne als Teil der Klimatherapie faßt man mit dem Begriff *Heliotherapie* zusammen, die breite Indikation besitzt und die seit Beginn der klassischen Medizin genutzt wird.

In der Mitte des 19. Jahrhunderts beschreibt der österreichische Mystiker Jakob Lorber faszinierend „Die Heilkraft des Sonnenlichtes" (Lorber Verlag, Bietigheim 1985) einschließlich der Wasseranreicherung. Die Verwendung des Sonnenlichtspektrums als sogenannte *Colortherapie* findet als Informationstherapie Verbreitung.

5. Farbenwirkung

Die Sonne ist unsere Lebensspenderin und die Quelle aller Farben. Alle biologischen Vorgänge (gesunde oder pathologische) schwingen im farbigen Spektrum (Chlorophyll der grünen Planzen, rote Blutkörperchen, Sehvorgänge, Farbe und Pigmentierung der Haut, Farbe des Harns oder Stuhls, usw.) Wir können die Farbe bei der Diagnosestellung, aber auch bei der Behandlung und Prävention im Sinne der fraktalen Theorie einsetzen (siehe Bild 4, Tab. 2).

Reine und komplementäre Farben:

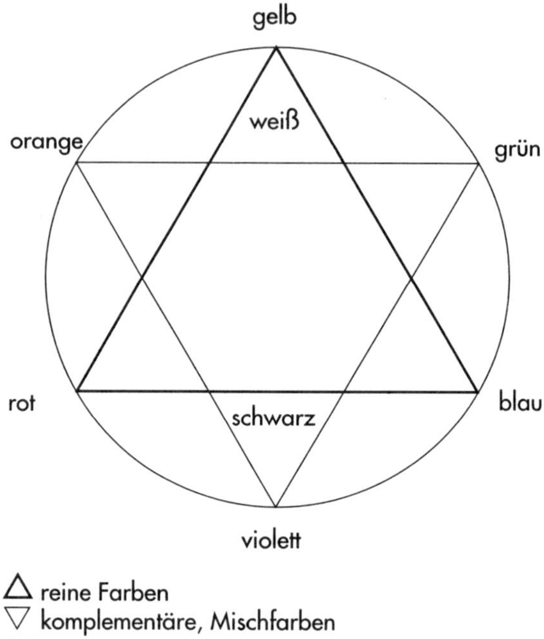

Bild 4:
alle Farben additiv (übereinander) = schwarz
alle Farben subtraktiv (Prisma) = weiß = Sonnenlicht

Polarität weiß-schwarz führt zur Einheit des Anfangs und Endes.

Wir kommen von der Sonne oder dem Tao und kehren dorthin zurück. Wir sind ein Teil des Ganzen, Kinder des Kosmos:

Die Harmonie des Menschen in seinen drei Sphären (Körper, Geist, Seele) wird nach der jeweiligen Reaktionslage durch *Farbschwingungen* der Bekleidung („Lieblingsfarbe"), der Beleuchtungs- und Wand-Farben und besonders *der*

Lebensmittel („Lieblingsspeise", „man ißt mit den Augen") unterstützt. Denken Sie an die Farben der Blumen oder Edelsteine. Das Aussuchen der passenden Farben erfolgt durch Pendeln (Kircher 1977), Kinesiologie (Diamond 1991) oder am besten durch Elektroakupunktur (siehe Kapitel X). Verwenden Sie dann Ihre „passende Farbe" ca. einen Monat lang, die Wandfarbe natürlich länger (deswegen ist eine weiße Kalkfarbe am besten geeignet).

Grün:	grüne Salate	grüner Paprika
	Spinat	Trauben
	Kiwi*	
Blau:	Zwetschgen*	blaue Trauben
	Maulbeeren	Ringlotten
	Brombeeren	Pflaumen
Violett:	Aubergine	Radicchio
	Feigen	rote Beete*
	Heidelbeeren	Blaukraut
	schwarze Kirschen	Bohnen
	schwarze Johannisbeeren	
Rot:	rote Paprika	Preiselbeeren*
	Beerenfrüchte	Tomaten
	Kirschen	Radieschen
	Wassermelone	Johannisbeeren
Orange:	Orangen	Mango
	Khaki	Kürbis
	Karotten*	Mandarinen
	Zuckermelone	Papaya
Gelb:	gelbe Paprika	Ringlotten
	Zitrone	Ananas
	Banane	Sauerkraut*
	Birne	Marillen
	Apfel*	Mais
	*täglich abwechselnd sehr zu empfehlen!	

Tab. 2: Lebensmittel und Farben

Eine Heilwirkung erfolgt über das Tragen des Edelsteines über dem Sonnengeflecht oder durch das Trinken von Wasser, in welches der Edelstein für einige Zeit eingetaucht worden ist.

Von Gemmologen wird bei der *Behandlung mit Edelsteinen folgende Farbzuordnung empfohlen:*

Grün:	Malachit, Chrysopras, Chrysochol, Olivin, Turmalin, Heliotrop, Aventurin, Amazonit, Smaragd
Blau:	Falkenauge, Saphir, Lapislazuli, Türkis, Chalzedon, Topas, Aquamarin
Violett:	Amethyst, Fluorit, Turmalin
Rot:	Hämatit, Rubin, Granat, Turmalin, Koralle
Orange:	Feueropal, Karneol, Kalzit
Gelb:	Topas, Tigerauge, Zitrin, Bernstein

Tab. 3: Edelsteine und Farben

Nach H. Schliegl (1979) könnte man mit einer Auswahl farbiger Lebensmittel, mit Hilfe farbiger Folien bzw. Anreicherung des Wassers mit Farben verschiedene Beschwerden behandeln. Die Farben haben bestimmte Organzugehörigkeit und bevorzugte Farben können vieles über die Persönlichkeit des Trägers aussagen. Die therapeutisch passenden Farben kann man am besten durch Elektro-Akupunktur austesten.

Die Wirkung der Farben (= 380-780 nm = Schwingungsbereich aller Zellstoffreaktionen und der Sauerstoff-Formen):

Grün:	ausgleichend
Blau:	hemmend, entspannend, parasympathikotonisch, Yin
Violett:	schlaffördernd, entspannend
Rot:	tonisierend, anregend, sympathikotonisch, Yang
Orange:	aufbauend, kräftigend, antidepressiv
Gelb:	stimulierend, drüsen- und sekretionsfördernd

Tab. 4: Farbwirkungen

Moderne *Colortherapie* wird zum Beispiel mit Gerät Vegalux, Fa. Grieshaber, D-77761 Schiltach, durchgeführt.

Von der Sonne sind viele *biologische Rhythmen* abhängig. Bei Nachtarbeit entstehen vielseitige Regulationsstörungen. Durch gezielten Einsatz tagheller Lichtquellen bei der Nachtarbeit und konsequente Abdunkelung während des Tagschlafs erreicht man eine Optimierung (siehe Bild 10).

Die Menschen mit Neigung zu depressiver Stimmungslage benötigen helles Licht, sogar während des Schlafens (Licht = 10^{15} Hz = Zellkernschwingung, 100 Watt Glühbirne = Wärmeproduktion des ruhenden Menschen).

6. Die Haupteigenschaften der Sonne

1. Die Sonne, Urmaterie, aus der die Erde und das Lebendige entstammte, ist Beispiel von Polarität: Sonnenstrahlen sind Wellen und gleichzeitig Teilchen (Photonen). Die Sonne ist Lebensspender oder Todbringer, sie sichert die Fruchtbarkeit des Bodens oder schafft Dürre mit Hungersnot.
2. Sie ist Quelle der gesamten Farben, der Energie und der Wärme auf der Erde, ein Beispiel für biologisch reine Wasserstoffenergie, der Energie der Zukunft.

3. Die Sonne ermöglicht die Lebensreaktion Nr. 1, die sogenannte *Photosynthese:* Die Sonnenenergie wird in Pflanzen zum Lebensmittel-*Sonnenkost*, in einen Kalorienträger umgewandelt. Es entsteht Sauerstoff.
4. In den Mitochondrien wird bei der *Sauerstoff-Veratmung* von Kohlehydraten, Aminosäuren und Fettsäuren über Wasserstoff-Kaskaden die Sonnenenergie für alle energetischen Prozesse im Körper wieder freigesetzt. Dabei entsteht Wasser. Die Mitochondrien erzeugen unter Sauerstoffverbrauch UV-Strahlung. Die *Strahlung und die Photonen* ermöglichen schnellste *Kommunikation* zwischen den Zellen und sind möglicherweise verantwortlich für die Übertragung von genetischen Informationen (F. A. Popp 1976).
5. Die Sonne ist für die klimatischen Verhältnisse und das Wetter auf der Erde verantwortlich. Sogar Eiszeitperioden werden mit Sonnenaktivität in Verbindung gebracht. Sie erzeugt das Polarlicht und andere Phänomene in der Ionosphäre, hat Einfluß auf die Ozonosphäre, wirkt auf Schumann-Resonanzen mit niedrigen Frequenzen, die unser Nervensystem beeinflussen.
6. Die Sonne beeinflußt direkt den Stunden-, Tages-, Nacht- und Jahresrhythmus des Menschen, seine psychischen und körperlichen Parameter (Blutbild, Blutsenkung, Geburtsgewicht, Immunsystem...).
   Intensives Sonnenlicht tötet sogar Cholera-Erreger im Wasser.
7. Die Sonne beeinflußt das elektrische und magnetische Feld der Erde und damit auch die Wirkung dieser Felder auf alles Lebendige. Sie erzeugt damit auch die bioklimatischen Reaktionen des Menschen. Epidemien (Diphterie, Grippe, Typhus) stehen angeblich mit der stärkeren Sonnenaktivität, die in Zyklen von etwa 13 Jahren beobachtet wird, in Zusammenhang. Man glaubt, daß auch Todesfälle, Selbstmorde, Aggressionen, Kriege den Sonnenaktivitäten folgen.
8. Die hochenergetische Strahlung schädigt den Zellkern oder stört über Radikale die Zellmembranen und löst damit verschiedene Beschwerden oder Krankheiten aus. Gegen Radikale, die heute durch die Umweltverschmutzung explosionsartig verbreitet sind, können wir uns durch Umweltbewußtsein und durch globale Maßnahmen schützen.
9. Die Sonne ist Spenderin des elektromagnetischen Feldes, von Photonen und Elektronen, die im Kreislauf von Sauerstoff-Formen transportiert werden. Sie sind für erhaltende, aber auch zerstörerische Prozesse in der Natur und im Organismus zuständig.

(„Die große Reinigungskraft der Sonne", *„Wo die Sonne nicht hinkommt, oder wo sie zuviel wirkt, kommt der Arzt")*.
Licht ist eine evolutionsmäßige Information, das vielseitige biologische Kommunikationen ermöglicht.

10. Heilende Wirkung des Sonnenlichtes:
    a. An einem sommerlichen Tag bildet sich im Körper Vitamin D3, welches die im Alter verbreitete Osteoporose (Kalziumverarmung der Knochen) verhindert.
    b. Neben dem Vitamin D3, das auch Antikrebs-Vitamin genannt wird, erhöht das Sonnenlicht die Bildung von Interferon und Interleukin, die eine Antikrebs-Wirkung und Antivirus-Wirkung besitzen.
    c. An einem sommerlichen Tag entschlackt sich der Körper schneller als ohne Sonnenlicht.
    d. Sonnenlicht wirkt blutdrucksenkend, es verbessert die Herzleistung, fördert die Durchblutung und den Austausch der Blutgase (O_2 und CO_2) und besonders die Bildung der Ionen bzw. „Luftvitamine" und „Wasservitamine" (O_2^- und O_2^+), die essentielle Stoffe für alle biologischen Abläufe sind.
    e. Sonnenlicht bewirkt die Bildung von Fumarsäure, die gegen Psoriasis (Schuppenflechte) wirkt.
    f. Sonnenlicht wirkt antidepressiv, es hebt die psychische Stimmung, optimiert die biologischen Rhythmen, inklusive dem Schlafrhythmus.
    g. Sonnenlicht erzeugt in der Haut das Glückshormon Proopiomelanocortin, das die Sonnensehnsucht steigert (Sonnenanbeterinnen und Sonnenanbeter).

7. Zwölf Regeln gegen Streß und Radikalen-Entgleisung

1. Optimistische Einstellung und Glaube an eine bessere Zukunft durch menschliches Wissen und Vernunft. Kinder zum Umweltbewußtsein motivieren; persönliches Beispiel ist das wichtigste, verlangen Sie bei Wahlen von den Parteien und Politikern konsequente Umweltpolitik! Seien Sie aktiv und nicht passiv!
2. Einwandfreies Wasser (mineralarmes, Quellwasser), 1 bis 1,5 Liter täglich oder aufbereitet durch Kochen und Kaltschocken, Filtration, O_2-Anreicherung oder Energetisierung.

3. Genügend Entspannung und Schlaf.
4. Abwechslungsreiche, maßvolle Ernährung mit vollwertigen, überwiegend rohen Lebensmitteln, mit vielen Ballaststoffen, Enzymen, Vitaminen und Spurenelementen (Obst, Gemüse, Salate, gewaschen in abgekochtem oder filtriertem Wasser), Vollkornprodukte und saure Milchprodukte (Sauermilch, Joghurt, Kefir, Topfen).
5. Täglich maßvolle Bewegung zum Abbau von Streßbelastung (Spazierengehen, Wandern, Radfahren, Schwimmen, Tanzen, Golf und besonders erfülltes Sexualleben auch im Alter).
6. Vermeidung von unnötigem Streß, von Umweltgiften, Massenverkehr und Massenversammlungen. Einhaltung von Manieren, Regeln, Disziplin, Anordnungen, Gesetzen. Vermeiden Sie Streitigkeiten zu Hause und in der Öffentlichkeit.
7. *Meiden Sie alles, was zuviel oder zuwenig ist* bei Bewegung, Nahrung, Trinken, Arbeit, Weiterbildung, Erholung, Sport, Sexualität, Hobbies, Zurückgezogenheit oder gesellschafliches Leben.
8. Harmonie im privaten Leben, im Umgang mit Partner, Fremden, Kindern und Tieren, Aufenthalt in der Natur, Lesen, Musik, Kultur, sinnvolle Hobbies und Wohltätigkeit, wirken gegen Streß und mindern das Leiden von Mitmenschen.
9. Regelmäßiger Stuhlgang, tägliches Schwitzen bei Arbeit oder Ausgleichssport. Einmal wöchentlich Sauna oder Dampfbad.
10. Arbeiten Sie an persönlicher Reifung im Sinne der sechs Lebensaufgaben-Punkte.
11. Wenden Sie täglich und regelmäßig die hier beschriebenen *Sieben Wunder* (Sonne, Wasser, Sauerstoff, Ernährung, Bewegung, Entspannung und Liebe) *gegen Streß und Radikale zur Stärkung Ihres Immunsystems und zu besserer Lebensqualität* an.
12. *a.* Ideal wäre eine biologische Bauweise (günstiger Platz ohne geopathische, elektromagnetische Belastung. Verwendung natürlicher Mineralien wie Stein, Holz, Ziegel, Kalkmörtel).
    b. Biologische, körpergerechte Holzbetten und Sitzmöbel, ohne aggressive Konservierungs- und Farb-Lack-Bearbeitung (kein Formaldehyd).
    c. Lockere Unterwäsche, Socken, Bekleidung aus natürlichen Materialien (Baumwolle, Leinen, Wolle, Seide) mit biologisch einwandfreien Farben.

Von Ihrem Arzt können Sie nach Beratung folgende **Mittel gegen Streß und Radikale** erhalten:

a. Vitamine (A, B, C, E, D)

b. Mineralien (Calzium, Kalium, Magnesium), Spurenelemente (Selen, Germanium...)

c. Farbstoffe aus Roten Beeten beziehungsweise Roten Rüben (Anthozym, Fa. Petrasch, A-6850 Dornbirn)

d. Eleukok und Ginseng-Extrakte

e. Mistel-Präparate (Fa. Novipharm, A-9210 Pörtschach), Thymus-Extrakte

f. Biostrath und Soja-Produkte, Cystein (Topfen), rechtsdrehende Milchsäure und Bacterium Acidophilus-Kapseln

g. Haifischöl- und Lachsöl-Kapseln, Algen, Seetang-Präparate, Heilerde und Brennessel, Kieselerde

h. Inhalation von Sauerstoff-Ionen und Trinkwasseranreicherung (H_2O-), Autohaemotherapie mit Sauerstoff-Formen (O_2ITh/H_2O/I. Engler) Gerät „Oxygen Ion 3000" (Fa. MSS Elektronik, A-5301 Eugendorf)

i. Homöopathische Mittel: Lymphomyosot, Crataegut, Strodival, Leber und Nieren unterstützende Präparate, Causticum compos.

j. Bei zusätzlicher radioaktiver Belastung: für Kinder und Jugendliche Jod-Präparat, weiter Jodum D60, Strontium D60, Cäsium D60, jeweils zweimal wöchentlich 8 Tropfen auf die Zunge, direkt vom Fläschchen. Nur ein Mittel pro Tag.

k. Bei Belastung mit Schwermetallen nehmen Sie die Ampullen „MAC 10", Rezeptur nach Dr. Mücke, Fa. Staufen-Pharma Göppingen, als Trinkkur oder in Form von Injektionen.

l. Squalen-Kapseln (ein Extrakt der Leber von Tiefsee-Haifischen): reinigen das Blut, lösen Schwermetalle und Gifte, unterstützen die Sauerstoffversorgung.

m. Kräftige *Spülung des Mundes mit 1 EL Sonnenblumenöl* morgens nüchtern für etwa. 10 Minuten. Das Sonnenblumenöl verändert sich dadurch in weiß schäumend. Danach in eine Papierserviette ausspucken und in den Biomüll werfen. Es entgiftet nicht nur den Mund sondern fördert auch die Verdauung. Sonnenblumenöl (z. B. „leichtes" Osolio) hat einen hohen Anteil (65 %-90 %) an ungesättigten Fettsäuren und ist reich an Vitamin E (Scavenger von Radikalen!). Die Paradontose, verschiedene Entzündungen und nach russischen Autoren auch viele Erkrankungen werden damit geheilt.

n. Abschirmungsmatte „Stralex" (Fa. Umweltmeßtechnik, A-6060 Hall in Tirol).

V. Das Wunder Wasser

1. Atomare Struktur, Wasserstoffbrücken und Informationsspeicherung

Wassermoleküle (H_2O) bestehen aus zwei Atomen Wasserstoff (H+) und einem Atom Sauerstoff (O-). Elektrisch gesehen handelt es sich um ein bipolares Molekül:

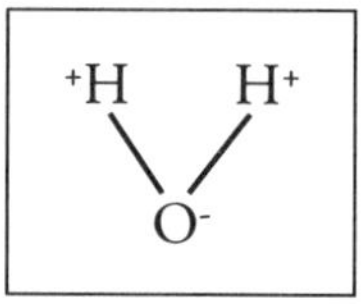

Dieses Wundermolekül ist sehr reaktionsfreudig und vereinigt sich über *Wasserstoffbrücken* mit anderen Wassermolekülen zu sogenannten *Cluster*, Anhäufungen, dann zu Tropfen, Pfützen, Flüssen, Teichen, Regen, Ozeanen, verdampft bei Destillation, kommt als Regen, Schnee, Tau wieder auf die Erde und bildet Quellen – ein phantastischer *Kreislauf.*

Je nach Temperatur existiert Wasser in mehr oder weniger geordneten *Strukturen* als Dampf, Flüssigkeit, Eiskristalle. Dampf entspricht einem chaotischen Zustand, die einzelnen Wassermoleküle bewegen sich willkürlich. Eiskristalle entsprechen einer Ordnung und zeichnen sich durch regelmäßige Schwingungen der Cluster aus.

Auch im menschlichen Körper gibt es verschiedene Wasserstrukturen. Besonders wichtig ist das in der Hierarchie der Wasserstrukturen funktionsmäßig am höchsten stehende sogenannte *„pseudokristalline" Wasser.* Man findet es an den Grenzflächen der Zellorgane, der Zellmembranen, des Bindegewebes usw.

Wasser in dieser höchstorganisierten Struktur, sozusagen *„lebendiges", „denkendes" Wasser*, verbindet das Körperinnere mit der Außenwelt.

Haut, Atemwege, Schleimhäute des Verdauungs- und des Harnapparates sind mit Wasser verkleidet. Hier befindet sich auch das Immunsystem als Abwehrorgan gegen körperfremde Eindringlinge wie Viren, Bakterien, Amöben, Pilze, gegen chemische und physikalische Stressoren wie Pollen, Umweltgifte, Nahrungsmittelbelastungen, verseuchtes, denaturiertes Trinkwasser und anderes.

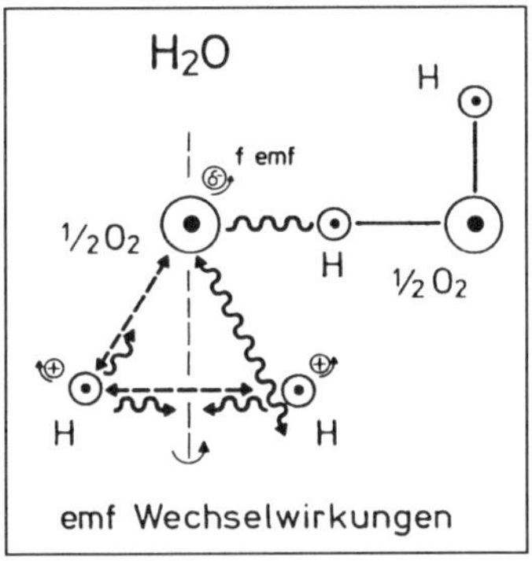

Bild 5: Das Wunder Wasser – atomare Struktur von H_2O und Wasserstoffbrücken

Der Austausch von Mineralien, Nahrungsmolekülen, der gesamte Stoffwechsel, Kreislauf, Temperaturregelung, Ausscheidung durch Haut, Darm, Harn, das Immunsystem und die Regulation, kurz: alle körperlichen und geistigen Prozesse des Organismus sind ohne Wasser beziehungsweise Wasserstrukturen undenkbar.

Das *Bild 5* zeigt die atomare Struktur von zwei Wassermolekülen, die mit einer *Wasserstoffbrücke* (10^9 Hz) verbunden sind. Es erfolgen hier gleichzeitig etwa 20 verschiedene Bewegungen, Schwingungen in verschiedenen Wellenlängen, Frequenzen und Farbspektren. Ein phantastischer *elektronischer Empfänger und Sender*, der das gesamte elektromagnetische Spektrum der Natur und leider auch die biologisch ungünstigen Schwingungen der durch Menschen geschaffenen Technik oder Lebensweise aufnimmt.

Homöopathische Heilmittel in höheren Potenzen (Verdünnung mit Verschüttelung) ab D23 (= dezimale Reihe von Verdünnung 1:10) haben vom ursprünglichen Stoff, der sogenannten Urtinktur, keinen materiellen Anteil mehr und sie sind trotzdem in Form einer *Information* wirksam. Eine mögliche Hypothese ist, daß die immaterielle Information des homöopathischen Heilmittels an den Wasserstoffbrücken des Wassers, der Alkohollösung oder der Zuckerglobuli gespeichert ist. Homöopathie wird als Informationstherapie in der Ganzheitsmedizin mit Erfolg angewendet. (Homöopathische Haus-Reise-Apotheken mit Anweisungen sind in Apotheken erhältlich.)

2. Die 10 wichtigsten Funktionen des Wassers

1. Wasser ist ein weit verbreitetes und schicksalhaftes Molekül: es bedeckt $^2/_3$ der Erdoberfläche, der Mensch besteht zu $^2/_3$ aus Wasser und er muß täglich etwa zwei Liter Wasser aufnehmen. Allgemein werden täglich etwa 200-400 Liter Wasser pro Kopf (Haushalt, Industrie, Landwirtschaft) verbraucht. Wasser kann nicht vermehrt werden, es gibt von diesem kostbaren Gut nur eine gewisse Menge auf der Erde und vom guten Trinkwasser ist die Menge gering.
2. Wasser ist die Verbindung zwischen Kosmos und Erde, zwischen dem Menschen und der Umwelt, zwischen allen Zellen im Körper, zwischen den Menschen als Ausdünstung (Ich kann ihn nicht riechen!).
3. Wasser ist die Urmutter, die Lebensspenderin auf dem blauen Planeten Erde und die Mutter der Sauerstoff-Formen (O, O_2, O_3, O_2^-, O_2^+, $1O_2$), die als Träger von Elektronen, Photonen und elektro-magnetischen Feldern agieren. Bei der O_2ITh/Engler werden Wasserstrukturen und Sauerstoff-Formen und Ionen vereinigt und therapeutisch angewendet.
4. Der große Wasserkreislauf der Erde ist ein gigantischer Destillationsprozeß und steht mit dem kleinen Wasserkreislauf des Menschen in enger Verbindung. Die Mondphasen beeinflussen Ebbe und Flut, aber auch die Regulationsfähigkeiten mancher Lebewesen. Gleiches gilt für Wetterfronten, Föhn, Wasseradern ...
5. Die Hauptfunktion des Wassers kommt bei den zwei wichtigsten biologischen Reaktionen der Natur zum Tragen, ohne die Leben auf der Erde nicht möglich wäre:

a) *Photosynthese:* Speicherung von Sonnenenergie in Nahrungsmitteln und Bildung von Sauerstoff-Formen.

b) *Oxidative Veratmung:* Durch Atmung und Kreislauf werden Sauerstoff-Formen in die Zellkraftwerke, in die Mitochondrien, transportiert.
Die energetischen Wasserstoff-Kaskaden (= Sonnenenergie), die durch oxidative Veratmung aus den Lebensmitteln mit Hilfe von Fermenten entstehen, werden durch Wasserbildung als mikroatomare Reaktionen in der Zelle gekühlt.

Die freigewordene Sonnenenergie dient allen Funktionen der Zellen und des Körpers, einschließlich des Immunsystems. Mein Freund aus dem Robert Koch Institut in Berlin, der großartige Forscher R. G. Seeger (1903-1991) brachte die Störungen der Oxidations-Fermente (Cytochromoxydase) mit der Bildung von Krebszellen in Zusammenhang. Heute sprechen wir über die Wirkung von Wasserstoff-Radikalen, die dabei massenhaft entstehen. Seeger empfahl die von mir entwickelte und wissenschaftlich belegte Behandlung mit Sauerstoff-Ionen (O_2ITh/Wasser/I. Engler) als ein unterstützendes Mittel bei Krebserkrankungen, zur Milderung von den Nebenwirkungen, die bei Röntgen- und Chemotherapie durch Radikale entstehen.

6. Wasser ist Informationsträger des gesamten elektromagnetischen Spektrums sowie aller Belastungen in der Umwelt (physikalische, chemische, mechanische, biologische).
7. Wasser ist das beste Lösungs-, Verdünnungs-, Wasch-, Kühlungs- und Transformierungs-Mittel.
8. Wasser ist ein ideales Transportmittel und eine geeignete Energiequelle (Wasserfahrt, Wasserrad, Dampfmaschine, Wasserturbine, die saubere Wasserstoffenergie der Zukunft).
9. *Wasser ist Nahrungsmittel und Heilmittel*, es ist eine Quelle für Wasserradikale, aber auch der beste Scavenger. In Kombination mit den Sauerstoff-Formen mit Ernährung, Bewegung und positiver Denkweise sind Wasserstrukturen, ist das Wunder Wasser das beste Heilmittel für alle Beschwerden, Krankheiten und die beste Voraussetzung für Fitneß und gute Lebensqualität.
   Ohne Ernährung ist Leben einige Wochen (40 Tage) möglich, ohne Wasser nur einige Tage und ohne Sauerstoff-Formen nur einige Minuten. Bei Blockierung der oxidativen Atmung (durch Zyankali, elektrischen Strom oder bei starker radioaktiver Strahlung) *tritt der Tod plötzlich ein.*
   Bei chronischer Störung der oxidativen Veratmung in den Zellen werden *durch Radikale Beschwerden und Krankheiten ausgelöst* (siehe Bild 17, Seite 140).
10. Wasser war im Lauf der Geschichte oft Streitobjekt zwischen Menschen und Völkern. Als Abfalleimer der Zivilisation und Ursache der katastrophalen Klimaveränderung mit Dürren und Überflutungen sind wir heute mit dem Wasser konfrontiert. Die Wasserstoffbombe ist als mögliches Ende der heutigen Zivilisation anzusehen, bedeutet aber sicher nicht das Ende der Existenz des blauen Planeten Erde.

3. Trinkwasser

Quell-Wasser, Mineral-Wasser, Leitungs-Wasser

Heutzutage gibt es wenige gute und durch Umwelt unbelastete Quellwasser und so viele durstige Menschen (Ende des Jahrtausends wahrscheinlich acht Milliarden Menschen), so daß wir leider auf diese einmal wichtigste und beste Form von Trinkwasser verzichten müssen.

Jeder trinkt während seines Lebens das 600fache seines Körpergewichtes, also *vier Tonnen* von mehr oder wenig ungeeignetem *Trinkwasser.* Die Gesundheit sieht auch entsprechend aus, weil *Wasser alle biologischen und „unbiologischen" Informationen trägt, mit denen unser Immunsystem fertig werden muß.* Oder es versagt, wenn es überfordert wird, was in der letzten Zeit weltweit und steigend der Fall ist. In den armen Entwicklungsländern sterben jährlich durch Dürre, Hunger und Verdursten oder mit Mikroorganismen verunreinigtem Wasser hunderte Millionen Menschen (Kinderdurchfälle, Kinderlähmung, Cholera, Typhus, Paratyphus, Gelbsucht, Bilharziosis und weitere).

Regel: In exotischen, subtropischen, tropischen, mehr oder weniger unterentwickelten Ländern ist äußerste *Vorsicht bezüglich des Leitungswassers* angebracht. Eis in jeder Form (Eiswürfel in Getränken oder Speiseeis) ist äußerst gefährlich und besser zu meiden. Auch der Genuß nicht-gekochter Speisen ist nicht ratsam.

Trinken Sie nur selbst-abgekochtes Wasser oder Wasser und Getränke aus abgefüllten, versiegelten Marken-Flaschen. Auch das Putzen der Zähne empfiehlt sich nur mit diesem sicheren Wasser. Verzichten Sie auch auf unsaubere Gläser! Verzichten Sie auf Mayonnaise, Salate, Eis und nicht-schälbare Früchte! Als *Prophylaxe gegen Durchfall* hilft abends ein bis zwei Schluck Wodka oder Whisky und das direkt aus der Flasche. Gegen Durchfall auf Reisen helfen schluckweise Coca Cola, schwarzer Tee mit etwas Salz, Salzstangerl, abgekochtes Reiswasser. Und selbstverständlich nach jedem Toilettenbesuch, vor jedem Essen die Hände gründlich waschen!

Wahrscheinlich wird bald auch in unseren Breiten einige schmackhafte und heilende *Mineralquellen* ein trauriges *Schicksal* treffen: Verunreinigung durch Mikroorganismen, Kunstdünger, Herbizide, Pestizide, Detergentien, chlorierte Kohlenwasserstoffe, Ölverschmutzung, Schwermetalle, radioaktive Belastung. Belastung mit anderen Giften oder Kanzerogenen, Mittel, die durch unvernünftige Menschen verbreitet werden und die mit der Zeit chronische Leiden bis hin zu Krebs durch Erzeugung von Radikalen verursachen können. Gott sei Dank stehen uns heute noch viele gute Mineralwasser zur Verfügung, zur Erquickung, als Durstlöscher, Reiniger von allerlei Körpergiften, für den Temperaturausgleich, für vielfältige Zell- und Organfunktionen.

Der Verkauf von Mineralwasser steigt mit dem Gesundheitsbewußtsein der Bevölkerung und mit dem Ansteigen der Temperatur. Während Hitzeperioden greifen die Österreicher lieber zu Mineralwasser als zu Bier oder Wein. Der steigende Konsum von Mineralwasser erreichte 1992 in Österreich 70 Liter pro Kopf und Jahr.

Regel: *Trinken Sie nicht nur bei Durst* oder wenn Sie schwitzen, bei Hitze oder nach körperlicher Leistung, sondern regelmäßig am Tag ein bis eineinhalb Liter Mineralwasser. *Je älter Sie sind, desto mehr Mineralwasser und weniger alkoholische Getränke* sollten Sie konsumieren.

Essen Sie täglich rohe Naturprodukte (Salate, Obst, Früchte) oder trinken Sie frisch gepreßte Säfte. Die dort in Form von hochstrukturiertem, pseudokristallinem Wasser enthaltenen Vitamine, Mineralien, Spurenelemente, Enzyme und Ballaststoffe sind für Ihre Gesundheit lebensnotwendig. (Beachten Sie die sogenannte *Sonnenkost*, siehe Seite 158.)

Als *Mineralwasser* empfehlen wir besonders die mit niedrigem Gehalt an Kochsalz, die kochsalzarmen Wässer (Na und Cl unter 10 mg/lit), die auch für salzempfindliche Babys und Kleinkinder geeignet sind.

Wir nehmen zuviel Salz mit der Nahrung auf. Der Mensch benötigt täglich 3 g Salz bei 70 kg Körpergewicht. Leider wird der tägliche Verbrauch von Salz durch unsere Eßgewohnheiten (Nachsalzen) und durch die Verwendung von halbfertigen Speisen weit überschritten und liegt bei 15 g bei 70 kg Körpergewicht. Daher sparsam mit Salz umgehen, zumindest nicht nachsalzen!

Bei *20 % auf Kochsalz empfindliche Menschen* führt das Überangebot an Salz mit der Zeit *zu Bluthochdruck,* einer Krankheit mit langjähriger medikamentöser Behandlung und möglichen Komplikationen von Seite der Gefäße, des Herzens bis zum Herzinfarkt oder Gehirnschlag (s.g. Yang-Typ, Sympathikononie).

Bei etwa *10 % der Menschen*, besonders beim Yin-Typ (Vagotonie) oder im Alter, kann zuwenig NaCl-Konsum und zuwenig Trinken zu niedrigem Blutdruck, Schwäche und Kollaps führen.

4. Die sieben „weißen Dinge" und die Zivilisationskrankheiten

Der Urmensch kannte während seiner hunderttausendjährigen Entwicklung weder Salz noch Zucker, weißes Mehl und Leitungswasser. Nur seit hundert Jahren, oder anders gesagt, seit einigen Dezennien kennt er und genießt er sieben belastende, gefährliche

„weiße Dinge": *Zucker, weiße Mehlprodukte, Salz, chloriertes Leitungswasser, Zigarettenrauch, Alkohol und Drogen.*

Viele Autoren sehen einen *Zusammenhang zwischen dem Konsum der „weißen Dinge" und den* ***Zivilisationskrankheiten****:*

Karies, Verstopfung, Übergewicht, Diabetes, Hypertonie, Steinleiden, Gicht, Rheumatismus, Allergie, Augenschwäche, Nervenschwäche, Regulationsstörungen, Störungen des Immunsystems. Wir werden über diese Beschwerden ausführlich im Kapitel X berichten, weil es sich ebenso um eine Folge von Radikalenbildung wie um schwache Scavenger-Antioxidantien-Radikalenfänger handelt (Bild 17). Die traurigen Folgen von Rauchen sind Durchblutungsstörung, Krebs, von Alkoholismus körperlicher, seelischer, sozialer Verfall, Leberzirrhose, von Drogenkonsum noch schnellerer allgemeiner Verfall mit tödlicher Immunsystemschwäche oder der „goldene Schuß".

Regel: Nach Möglichkeit *so wenig wie möglich von „weißen Dingen":* von Salz, Zucker, weißem Mehl und chloriertem Wasser. Ab und zu, nicht täglich, sind kleine Mengen von Alkohol toleriert, der manchmal belebend wirkt. Bei manchen Patienten und Patientinnen, die sich selbst mit alkoholischen Lösungen von Naturmitteln oder homöopathischen Mitteln reichlich versorgen, habe ich den Eindruck, daß hier der Alkohol allein eine Stimulation bewirkt.

Auf keinen Fall aber Zigarettenrauchen, auch nicht als passives Rauchen, das nach einigen Autoren noch gefährlicher als selbst Rauchen wirkt. *Unter keinen Umständen* mit *Drogen* experimentieren, gleich welchen.

Hüten Sie Ihre Kinder vor Alkohol, Rauchen und besonders vor Drogen. Seien Sie als Eltern gleichzeitig Freunde, die Zeit und Verständnis für ihre Kinder haben! Dann brauchen diese keine Ersatzhandlungen und müssen sich nicht schlechte Gesellschaft suchen. Das gilt auch zur Vorbeugung für asoziales Benehmen oder womöglich Kriminalität.

Wir empfehlen folgende *kochsalzarme Mineralwasser:* Römerquelle, Vöslauer Mineralwasser, Evian, Petrusquelle, Perrier, und andere.

Kochsalzarmes, an Kalzium und Magnesium reiches Wasser ist Alpquell aus Tirol. Besonders kochsalz- und mineralienarm ist Volvic Wasser, Mont Roucous Wasser. An Magnesium und Germanium reiches Wasser ist Königsteiner Hadereck Quelle.

Sehr gutes Trinkwasser sollte nach Prof. L. Cl. Vincent nicht nur von pathogenen Mikroorganismen frei sein, sondern auch säuerlich und mit hohem elektrischem Widerstand von über 6000 Ohm (also wenig mineralienhaltig) sein.

An Mineralien zu reiches Wasser ist für den täglichen Konsum nicht geeignet wegen der Gefahr von Steinbildung in Niere oder Blase bei einer Disposition dazu. In Form von Kuren kann das Trinken mineralreichen Wassers der Gesundheit förderlich sein, besonders als Stuhl-, Gallen- und Verdauungsaktivator, wie zum Beispiel Karlsbader Wasser oder Rogarska Donat Quelle.

Auf nüchternem Magen, etwas angewärmt, 1 Glas vor dem Schlafengehen oder einige Tage 3x täglich vor dem Essen eingenommen, reinigen diese Wasser ausgezeichnet.

Regel: Das biologische Terrain (*Krankheit oder Gesundheit*, Leben oder Tod) ist die Folge von dem, was der Mensch ißt, trinkt und atmet und besonders wie er denkt und lebt!

Nach Prof. Vincent, aber auch nach dem österreichischen Hydrologen V. Schauberger ist das heutige chlorierte, ozonisierte, durch kilometerlange Metallrohre geführte Leitungswasser, obwohl es keine pathogenen Mikroorganismen enthält, biologisch und gesundheitlich nicht einwandfrei. Es ist meistens biologisch ungünstig mit oxidativem Redoxpotential und mit höherer Oberflächenspannung. Von Chlor oder Ozon stammende Radikale, manchmal Schwermetalle, können durch langjähriges Trinken von Leitungswasser unser Immunsystem strapazieren.

Es könnte sich um einen Mosaikstein in der Palette der Wirkung von Radikalen handeln, die für die Immunschwäche oder Autoimmunaggression verantwortlich sind.

Milliarden Menschen in den unterentwickelten Ländern ohne hygienisch einwandfreie Wasserversorgung würden aber froh sein, unser Leitungswasser genießen zu können.

Leitungswasser ist aber ohne Zweifel künstlich sterilisiert, denaturiert und beinhaltet verschiedene, das Immunsystem belastende Informationen (Radikale aus Chlor, Ozon, organische Bestandteile, Metalle und andere).

Leitungswasser verliert im Rohrsystem seine biologische Energie und magnetische Ausrichtung. Magnetismus, Oberflächenspannung, pH-Wert, elektrischer Widerstand und elektrische Leitfähigkeit sind anders als beim guten Quellwasser.

Regel: Legen Sie Ihr Trinkwasser (Mineralwasser) nicht in die Nähe von elektrischen Feldern (Elektrogeräte, Kühlschrank, TV, Computer, Bildschirm) oder anderen elektrischen Feldern.

Wasser ist ein Allesspeicher!

5. Bearbeitung - Energetisierung von Trinkwasser

Folgende Bearbeitungen des Leitungswassers bringen eine *Verbesserung der biologischen Qualitäten des Trinkwassers:*

A. Abgekochtes, entgastes - „kalt geschocktes“ Wasser = „Aqua Vitae“.

Dieses Wasser erinnert an das Gletscherschmelzwasser vom Himalaya, wo das einmal gesündeste Volk der Erde, die Hunza, lebte. Diese Menschen tranken an Kieselsäure reiches, sonst mineralstoffarmes, von der Sonne durchstrahltes Wasser und ernährten sich spärlich mit Hirse und trockenen Marillen, wodurch sie viel Magnesium zu sich nahmen.

Durch 10 bis 15 Minuten Kochen ohne Deckel wird das Leitungswasser nicht nur von Mikroorganismen befreit, sondern auch von vielen schädlichen Gaskomponenten.

Nachher sollte das Wasser in einer gut verschließbaren Glasflasche, die schnelle Temperaturschwankungen aushält, ohne Zugang von Luft auf 20 °C (in separatem Eisbehälter) abgekühlt werden, sogenanntes „Schocken". Einige Quarzkristalle sollen beigefügt werden.

Dieses „Aqua Vitae" sollte dem höher strukturierten Zellwasser ähnlich sein und besonders gute biologische Qualitäten besitzen.

B. Filtration des Wassers und Anreicherung mit Sauerstoff und Ionen

Auf Grund der Arbeiten von I. Engler entwickelte Th. Funk (D-79271 St. Peter) das Gerät *„futo-mat"* zur Reinigung und Anreicherung des Leitungstrinkwassers mit Sauerstoff (O_2) und Ionen (sog. Sauerstoff-Ionen Wasser = O_2IH_2O). Dieses Gerät kann problemlos an jede Trinkwasserleitung angeschlossen werden und bietet folgende Trinkwasser-Reformierung:

1. Durch einen speziellen Filter wird das Leitungstrinkwasser besonders von Chlor, Mikroorganismen und/oder ihren Leichen, Humine und verschiedenen Schadstoffen, die zu Radikalenbildung führen können, gereinigt.
2. Das Trinkwasser wird mit Sauerstoff angereichert (Konzentration <25 mg/lit. Diese bleibt über mehrere Wochen, bei gut verschlossener und kühler Lagerung, erhalten). Eine im Gerät untergebrachte 2 Liter Sauerstoff-Flasche reicht für die Anreicherung des Trinkwassers mit Sauerstoff von ca. 3000 bis 6000 Liter aus.
3. Das Trinkwasser wird gleichzeitig mit Sauerstoff-Ionen angereichert.
4. Mit einem speziellen zusätzlichen System kann die Energetisierung des Trinkwassers erhöht und die Oberflächenspannung erniedrigt werden, was die biologische Wirkung dieses Wassers zusätzlich verbessert.

Das Gerät reinigt und energetisiert das Leitungstrinkwasser, macht es lebendig und bekömmlich zum täglichen Trinken, zur Zubereitung von Getränken, Tees oder in Form von energetisierten Eiswürfeln.

Eine Konzentration von <25 mg O_2/lit. im Trinkwasser verursacht, nach heutigem Wissen, keinen oxidativen Streß für die Zellen. Das künstlich oxigenierte Trinkwasser (>14 mg O_2/lit.) könnte bei empfindlichen Personen (besonders Schwangeren, Kinder, Kranke) verschiedene Beschwerdebilder oder auch Schädigungen verursachen. Bei diesen Personen ist die Anwendung des oxigenierten Wassers mit einem Sauerstoffgehalt >14 mg/lit. nur unter Aufsicht des Arztes bzw. nach ärztlicher Rücksprache durchzuführen. Diese Empfehlung gilt, bis eine wissenschaftliche Begründung nichts anderes besagt. In der Literatur wird berichtet, daß das mit Sauerstoff angereicherte Wasser, sogenanntes *Oxygenated*

Water, die Sauerstoff-Energie über das Verdauungssystem (Trinken) erhöht, die Regulation im Körper unterstützt und sogar immunstimulative Wirkungen haben solle (A. Pakdaman; dieser begründete im Jahr 1980 die *„perorale Sauerstoff-Therapie (POT)"*).

Der therapeutische Einsatz der hohen Konzentrationen von O_2 im Wasser (der Behandler kann individuell die O_2-Konzentration höher als 25 mg O_2/lit. einstellen) in Form von Trinkkuren, Inhalationen oder äußerlichen Anwendungen wie Spülungen, Umschläge, gehört wegen der möglichen oxidativen Streßwirkung an die Zellen in die Hände der Ärzte.

Das O_2IH_2O bewirkt:

1. Eine Steigerung der Sauerstoffwerte (pO_2 art. und pO_2 ven.), damit einen „Energie-Kick"-Effekt, wie Sportler, Studenten und Senioren berichten.
2. Optimierung der Akupunkturwerte bei Elektroakupunktur-Diagnose
3. Nach dem Trinken von O_2IH_2O lösen sich für eine gewisse Zeit die Geldrollen der roten Blutkörperchen im Blut, was auf eine verbesserte Fließeigenschaft und verbesserten Gasaustausch des Blutes hinweist.
   Über Energetisierung und Revitalisierung des O_2IH_2O sprechen im Unterschied zum nichtbehandelten Leitungswasser unter anderem folgende Untersuchungsdaten:
4. belebtes Dunkelfeldmikroskopiebild
5. hohe Bovis-Einheiten
6. hohe Werte bei Exahertzmessung

C. UMH Wasser-Energetisierungssystem

Die UMH-Wasseraufbereitungsgeräte (Institut für Wasser- und Umweltverbesserung, A-9132 Gallizien) dienen der Behandlung von Wässern und von wässrigen Flüssigkeiten nach rein physikalischen Grundsätzen, um eine Abscheidung der Härtebildner, insbesondere von Kalziumcarbonat, in entsprechenden Geräten und Vorrichtungen zu vermeiden sowie positive Schwingungen in das geschädigte Leitungswasser zu induzieren. Dadurch werden belastete Schadstoffinformationen überlagert und eine Neuausrichtung der kristallinen Struktur des Wassers herbeigeführt. Die nun in den Clustern gespeicherten, aufbauenden Schwingungen geben ihre Energie an die mit dem Wasser in Berührung kommenden Organismen ab.

Eine Verbesserung der Zellfunktionen sowie der Biokommunikation könnte erwartet werden, weil die Organe zu einem großen Anteil aus Wasser bestehen und der Körper von der Qualität des Körperwassers abhängig ist.

Das Leitungswasser durchläuft im UMH-Gerät ein hochwirksames Schwingungsfeld, das durch speziell informierte Flüssigkeiten, Edelsteine, Metalle, geometrische Verhältnisse und weitere feinstoffliche Energieträger erzeugt wird. Dadurch erfolgt eine stabile Neuordnung der physikalischen Struktur des Wassers. Der Energiewert, gemessen in Bovis Einheiten, steigt dabei an, was einen außergewöhnlich hohen Wirkungsgrad beweist.

Mit folgenden Testmethoden wurden reproduzierbare Untersuchungen vorgenommen:

1. Oberflächenspannungsmessungen: Verringerung des Ausgangswertes um circa 10 %
2. Exahertzmessungen von Dr. Kohfink: Verdoppelung der Werte im Vergleich zu Leitungswasser, das heißt, energetischer Reinheitsgrad von bestem Quellwasser.
3. Radiästhetische Messungen: Extremer Anstieg der Bovis-Einheiten bis nahezu 30.000
4. Bioresonanzmessungen, Akupunkturmessungen: optimale Verträglichkeit des aufbereiteten Wassers
5. Kirlianfotografie: Verstärkung der Ausstrahlung der Fingerkuppen nach dem Trinken von energetisiertem Wasser
6. Dunkelfeldmikroskopie: starke Strukturveränderung von Wassertropfen nach der Aufbereitung
7. Kinesiologie: positive Reaktion auf den Organismus
8. Gute Wirkung für Pflanzenwuchs

D. (Elektro)magnetisches Wasser

1. Aufbereitung gegen Bildung von Kalkstein durch Hohlmagnete (Fa. Perma Trade, D-71229 Leonberg).

Nach seinem Kalkgehalt wird Leitungswasser nach deutschen Härtegraden eingeteilt. Die eigentlich aggressiven Komponenten dabei sind die Karbonate, die zu Kesselstein und Rohrstein und später zu Rostschäden und Verlegung führen.

Die Wasserwerke informieren Sie über die aktuellen Härtegrade Ihres Wassers. Ab 9 bis 10 Grad sollte man das Wasser weicher machen. In der Drogerie können Sie Reagenz zu Härte- und Lakmus-Papier zur pH-Testung (alkalisch oder sauer) besorgen und Ihr Wasser selbst prüfen.

Für Waschmaschinen, Geschirrspüler, Kaffee- oder Tee-Maschinen werden *Entkalker* empfohlen, wobei man bei Waschmitteln darauf achten sollte, phosphatfreie Mittel zur Schonung der Umwelt zu verwenden.

Durch Anbringen eines *Hohlmagneten* auf dem Hauptrohr Ihrer Wasserleitung, am besten knapp nach der Wasseruhr, schützen Sie Ihre gesamten Wasserleitungen und Geräte vor Steinbildung, Rost und Beschädigungen. Der Hohlmagnet macht Ihr Wasser „weicher", obwohl sich an der gesamten Mineralisation, am Kalkgehalt nichts ändert. Das Magnetfeld hebt nur die Bildung von Clustern (Anhäufung von Wassermolekülen) auf, was die Löslichkeit des Kalks verbessert und die Anlagerung von Kalkstein verhindert.

Die Vorteile des magnetisierten Wassers sind also: Verhinderung und Beseitigung von Kalk und Rostablagerung, Reduzierung von Waschmittelverbrauch, Verbesserung der Wasch- und Spülqualität des Wassers durch besseres Lösungsvermögen, angenehmes Wasser für die Körperpflege.

E. Elektrohydrolyse des Wassers - „Lebendiges" und „Totes Wasser"

Die Oxidation des Wassers (=Entzug der Elektronen) durch Elektrolyse-Ionen-Wanderung und Bildung von Radikalen im Wasser durch Gleichstrom an der Anode (=positiv geladene Elektrode) hat ihren festen Platz in der Wasserhygiene bei Entkeimung, Entgiftung, Desodorierung (A. Reis 1981). Diese Wirkungen können wir mit der Wirkung von bekannten Oxidantien wie Chlor, Ozon oder Jod-Tinktur vergleichen; auch hier entsteht ein für Mikroorganismen tötender Entzug der Elektronen.

Anfang 1980 wurden von den russischen Autoren bisher unbekannte, therapeutisch manchmal wunderbare Eigenschaften von Wasser beschrieben, das durch Elektrolyse (=Wanderung der Ionen und teilweise Zersetzung des Wassers in Radikale oder Scavenger) behandelt wurde.

Sie nannten das Wasser, das von der negativ geladenen Kathode gewonnen wurde, alkalisches *„Lebens"-Wasser* wegen der antioxidativen Wirkung.

Das von der positiv geladenen Anode gewonnene Wasser nannten sie saures *„Totes" Wasser* wegen der oxidativen Wirkung. Dieses Wasser ist zum Trinken ungeeignet.

In illustrierten Zeitschriften beschriebene und von Laien hergestellte Elektrohydrolyse-Geräte können für die Gesundheit, besonders durch Absonderung von belastenden Stoffen und Partikeln, problematisch werden. Alkalisches Wasser wird nach Empfehlungen einiger Ärzte innerlich als Trinkkur (3 x täglich 1 dl vor dem Essen), und beide Wasser werden als Umschläge oder Spülungen (Mund, Körperöffnungen, Einlauf) verwendet.

Eine Kur dauert 2 bis 3 Wochen. Unter keinen Umständen ist dieses Wasser für tägliches Trinken geeignet. Auch hier, wie bei jeder angeführten Methode, beraten Sie sich mit Ihrem Arzt. Im nicht speziell vorbehandelten Wasser entstehen durch Elektrolyse zellfeindliche Radikale. Das für Forschungszwecke bestimmte Gerät für die Elektrolyse des Wassers, den sogenannten „Energy Water Reformer 3000“ baut die Fa. MSS Elektronik, A-5301 Eugendorf.

F. Trinkwasser aus dem Koffer

Tragbare (14,5 kg) Wasseraufbereitungsgeräte (Ökokeram Umwelttechnik, A-8700 Leoben) sichern die Versorgung mit hygienisch einwandfreiem Trinkwasser (150 Lit./Std.) unter schwierigen Einsatzbedingungen, ohne Chemie und mit minimalem Energieaufwand (auch 12 V Batterie).

Ein Aktiv-Kohle-Filter beseitigt Chlor, Pestizide, Herbizide, chlorierte Kohlenwasserstoffe, Schwermetalle, Dioxine, Öle, Fette und Schwebstoffe. Eine integrierte UV-C Entkeimung führt zur vollständigen Abtötung aller pathogenen Mikroorganismen, inklusive Viren.

G. Mobile Trinkwasser Notversorgung ABC

Atomar, Biologisch, Chemisch kontaminiertes Wasser durch Katastrophen oder Kriegsereignisse wird in einem Mehrschritt-Verfahren (vor allem Oxidation, Mikrofiltration, Umkehrosmose, Oxidation, Aufsalzung) zum Trinkwasser aufbereitet (400 bis 5000 lit/Std.). Die Anlage ist fahrbar, inklusive des angeschlossenen Energie-Aggregates (Prosystem Umwelt und Wassertechnik, A-5020 Salzburg).

H. Umkehr (Reverse)-Osmose

Enfernt verschiedene Schadstoffe aus dem Leitungswasser, leider auch zu stark die Mineralien (< 60 mikro S) und vermindert die biologische Energetisierung des Trinkwassers. Ausführlich pro et contra des sonst wirksamen Verfahrens in I. Engler: „Wasser und Sauerstoff-Energetisierung“, Dt. Spurbuchverlag, Baunach, 1999.

6. „Wasserader" Abschirmungsmatte, Unterbrecher des elektrischen Stromkreises

A. Unter „*Wasseradern*" oder „*Erdstrahlen*", besser gesagt unter *geopathogenen Störzonen* verstehen wir Anomalien von elektromagnetischen Feldern an der Erdoberfläche, verursacht durch fließendes unterirdisches Wasser, Mineralien, Bodenverwerfungen, radioaktive Strahlung, Erdmagnetismus, besonders aber durch thermische Neutronenstrahlung der Erde.

B. Dazu kommt ein technisches elektromagnetisches Störfeld, der *Elektro-Smog* (vorwiegend 50 Hz Schwingung), der in unserer hochtechnisierten, elektrifizierten und mit vielen elektromagnetischen Geräten ausgerüsteten Gesellschaft sehr verbreitet ist (Radio-Elektrowecker, Radio, TV im Schlafzimmer oder eine digitale Uhr am Handgelenk während des Schlafens sind belastend für ca. 5-10 % empfindlicher Menschen).
Diese beiden elektromagnetischen Feldstörungen überlagern sich, verstärken sich und wirken auf den Menschen als Stressor, als kleiner oder größerer, mit der Zeit aber schädigender Stressor, der die Regulationskreisläufe falsch informiert, energetisch belastet und besonders unser Immunsystem durcheinanderbringen oder sogar lähmen kann.
Berührt ein Mensch die Antenne eines Radios oder Fernsehgerätes, bringt dies einen besseren Empfang, weil der menschliche Körper, das menschliche Wasser, elektrisch leitend ist und die elektromagnetischen Wellen gut aufnimmt.
Freiherr von Pohl brachte vor 50 Jahren Beweise über einen Zusammenhang von Geopathie und Krebs.
O. Bergsmann mit Mitarbeitern stellte einen Zusammenhang zwischen dauernder *elektromagnetischer Feldstörung* und vielen chronischen, *zivilisatorischen Erkrankungen* her.

1. Vorübergehende *Wirkungen des elektro-magnetischen Störfeldes*, der Geopathie: Kopfschmerzen, Müdigkeit, Schlaflosigkeit, Kreislaufstörungen, Bluthochdruck usw.
2. Langzeit-Wirkungen: Starke Regulationsstörungen, schwere chronische Erkrankungen, Schwäche des Immunsystems, Infektanfälligkeit, vielleicht auch Krebs.

7. Was können wir gegen diese belastenden elektromagnetischen Felder unternehmen?

1. Die *Diagnose*, ob Sie damit persönlich belastet oder unbelastet sind, zeigt eine Untersuchung *mit Elektroakupunktur*, diese mißt den Hautwiderstand, der sich durch Belastung mit einer Testampulle von homöopathisierten elektromagnetischen Informationen ändert. Ähnlich erfolgt auch der Test auf Allergene.

Mit Meßgeräten kann man folgendes reproduzierbar messen:

a. *Feldstärke* in mV. Ein guter Schlafplatz sollte <30 mV aufweisen.

b. *Ionisation.* In der intakten Natur sind die negativen Ionen (O_2^-=„Luftvitamine") um mindestens 10 % mehr vorhanden als die positiven Ionen (O_2^+). Die „Luftvitamine" sind essentiell (unersetzlich) für alle biologischen Abläufe.

c. *Neutronen.* Die Messung erfolgt durch Szintillatoren. Diese Erdstrahlen sind sehr energiereich und durchdringend (zum Beispiel durch ein ganzes Hochhaus strahlend). In den Zellen werden dadurch Radikale erzeugt, die bei einer Schwäche von körpereigenen Scavengern (=Enzyme, die Radikale neutralisieren) oder bei einem Mangel von Antioxidantien (z. B. Vitamin C, E, A, Caroten und so weiter) zu einem chronischen Zellenergie-Verlust, zur Abwehrentgleisung, zu verschiedenen chronischen Erkrankungen und Krebs führen können.

d. *Radioaktive Strahlung.* Diese wird mittels Geigerzähler in millirem gemessen. Radioaktivität soll nicht vorhanden sein. Die Wirkungen dieser ionisierten, hochenergetisierten Strahlung sind wie unter Punkt c.

e. *Elektromagnetisches Feld.* Wird in mikro Tesla gemessen, je niedriger die Werte desto besser. Diese elektromagnetischen Felder werden durch verschiedene elektrische, elektronische Geräte und Strahler im Haushalt oder Gewerbe verursacht. Ein gesunder junger Mensch adaptiert sich an diese Kraftfelder, aber bei einem Übermaß und einer Langzeiteinwirkung könnte sich der Elektro-Smog als chronischer Streß biologisch ungünstig auf den Menschen auswirken, besonders auf sein Zentralnervensystem und Immunsystem.

Die Radiästhesie mit der Rute, Lechner Antenne oder Pendel ist eine Mutung (also keine objektive Messung über konkrete Meßwerte) über geobiologische Störungen, gestörte Arbeits- und Schlafstellen.

Die Ergebnisse der Radiästhesisten decken sich leider nicht immer, selten lassen sich die Ergebnisse der Radiästhesie mit reproduzierbaren Methoden bestätigen. Deswegen ist diese Methode auch nicht wissenschaftlich anerkannt.

2. *Umstellen des Bettes oder des Arbeitsplatzes und Ausweichen* von der Belastung. Man beachte, daß die Störung verschiedene Richtungen haben kann.
3. Die *„Stralex" Abschirmmatte aus dem System Oppitz* (Fa. Umwelt Meßtechnik, A-6060 Hall/Tirol) basiert auf dem Prinzip von „Moderator"-Masse. Ein spezieller Lack (metallfreie Halbleiterbeschichtung/Moderator-Masse/Lack) absorbiert elektrische wie auch geopathogene Störfelder und wandelt sie in unschädliche Wärmeenergie um. Diese Matte kann zur Entstörung aller Arbeits- und Schlafplätze eingesetzt werden (siehe Schlafstörung, Bild 17 Krankheiten durch Radikale).
   Etwa nach einem Monat nach Einsatz der Abschirmmatte ist der Elektroakupunktur-Test auf Geopathie regelmäßig negativ, was eine Voraussetzung für erfolgreiche Behandlung von chronischen Erkrankungen ist, weil die Reaktionsstarre behoben ist. Einwandfreier Schlaf- oder Arbeitsplatz stellt eine Prävention gegen diese stressorische Belastung dar.
4. Die ungünstige Wirkung von elektrischen Leitungen im Schlafzimmer, die immer auch ein elektromagnetisches Feld aufbauen, kann man, außer durch Entfernung aller elektrischen Geräte, einfach mit automatischen *Unterbrechern des elektrischen Stromkreises* bewirken. Dieses kleine Gerät aus dem Elektrohandel wird im Elektrokasten an den Stromkreis des Schlafzimmers angebracht (nicht am Stromkreis für Kühlschrank oder Tiefkühltruhe, sonst ist der Proviant im Eimer!). Bei Auslöschen des letzten Lichtes im Schlafzimmer wird der Strom zur Gänze unterbrochen. Bei erneutem Einschalten des Lichts kommt der Strom mit einer Bruchteilsekunde Verspätung.
5. Durch die *Anwendung der „sieben Wunder"* unterstützen Sie Ihr Scavenger System im Kampf gegen Radikale und stärken so Ihr Immunsystem. Ohne Immunsystem – ohne starke Abwehr gegen tausende bekannte und unbekannte Stressoren (Feinde) kann jeder ein Verlierer sein!

8. Tägliche Flüssigkeitseinnahme, Wasseranwendungen, Tees, Säfte

Ohne Wassereinnahme leidet der Mensch an verschiedenen Beschwerden und stirbt in der Regel binnen einer Woche durch Dehydratation und Radikale-Entgleisung. Ein vorzügliches Trinkwasser könnte man daher als Rehydratationsmittel und als ein Antioxidant (Radikalen-Fänger, Scavenger) betrachten.

Ein belastetes Trinkwasser (durch Chlor, O_3, UV-Strahlen, Schwermetalle, Humine, Bakterienleichen) erzeugt Radikale beziehungsweise wirkt als ein Oxidans und belastet biologisch den Organismus. Deswegen sollte man das Trinkwasser filtrieren und biologisch revitalisieren oder auch energetisieren (zum Beispiel mit dem UMH-System).

Von verschiedenen Autoren wird das tägliche Trinken *folgender Mengen von Flüssigkeiten,* besonders reich an Antioxidantien (Scavenger, Radikalen-Fänger wie C Vit., Carotene, A-E Vit., Magnesium, Germanium, Selen und andere) empfohlen:

a) etwa 3-4 Wassergläser (150 ml bis 200 ml) von reinem, niedrig mineralisiertem Quellwasser (150 bis 500 mikroSiemens) oder ca. 1/2 bis 3/4 Liter *„O_2 Ion Wasser"* (<25mg O_2/l)
b) frisch gepresste Obst- und Gemüsesäfte (Orangen, Karotten, Apfel, rote Beete, Sauerkrautsaft, Grapefruitsaft usw.) - cirka 1/4 Liter
c) Saure, magere Milchprodukte (Buttermilch, Sauermilch, Joghurt, Kefir) - 1/2 Liter täglich
   Die unter b) und c) angeführten Flüssigkeiten werden *„Sonnenkost-Wasser"* genannt.
d) Früchtetee ca. 1/2 Liter täglich

Insgesamt werden ungefähr 2 Liter Flüssigkeit für einen gesunden Erwachsenen pro Tag empfohlen (bei ausgiebiger Bewegung, bei starkem Schwitzen mehr). *Senioren,* die meistens ein herabgesetztes *Durstgefühl* haben, sollen immer etwas über den Durst hinaus trinken.

Hochmineralisierte Trinkwasser (>500 mikroSiemens), Alkoholika, koffein- und colahaltige Getränke, industriegefertigte Limonaden, Diätgetränke mit künstlichem Süßstoff und ähnliche sind nach einer Reihe von Autoren nicht zum täglichen Trinken und vor allem nicht in großen Mengen geeignet. Sie können sogar zu Wasserverlust, Übergewicht, Abhängigkeit und zu spezifischen Schäden bei Abusus führen.

Sehr niedrig mineralisiertes Trinkwasser (<100 mikroSiemens) wie Regenwasser, destilliertes Wasser, Umkehrosmose-Wasser, einige Quellwasser ist zur Entschlackung vorteilhaft, aber wegen eines eventuellen allgemeinen Demineralisierungseffektes nicht zum täglichen Trinken geeignet, sondern nur zu einer zeitlich begrenzten Kuranwendung (2-3 Wochen), zur Unterstützung eines Fastentages, unter ärztlicher Aufsicht.

WASSERANWENDUNGEN

1 Glas kaltes Wasser schluckweise trinken	gegen Streß, gegen Radikale, zum Auffrischen, hemmt Magensekretion, daher nie vor dem Essen trinken
1 Glas warmes Wasser vor dem Essen trinken	wirkt abführend
kalter, feuchter Wickel (Halswickel, Ganzkörperanwendung)	wirkt fiebersenkend, entzündungshemmend, schmerzlindernd
kaltfeuchter Wickel mit trockenem Wickel (Prießnitz, Leibwickel)	wirkt durchblutungsfördernd, organfördernd, gegen Darmträgheit und Blähungen
Eiswürfel im Plastiksack auf Hinterkopf bei Nasenbluten, auf verletzte Körperteile, auf dem Kopf bei Gehirnerschütterung	wirkt blutstillend, schmerzlindernd, abschwellend
kaltes Wasser – Gesicht eintauchen und Atem anhalten	gegen paroxysmale Tachycardie (Herzjagen)
kalt-warmes Wechselbad (Oberarme, Ganzkörperdusche), Wassertreten, Tautreten	wirkt kreislaufstimulierend
warmes Bad mit anschließender kalter Dusche	wirkt regenerierend, erfrischend

WASSERANWENDUNGEN	
heißes Bad mit Nachschwitzen (öfters einseifen)	reinigend, immunstimulierend
Finger in heißes Wasser kurz eintauchen	gegen Fingereiterung
Schwimmen	kreislauffördernd, konditionsfördernd, Gelenkübungen mit Entlastung
Behandlung mit Wasserstrahl	Massagewirkung auf Muskel, Gefäße und Lymphe (Achtung bei Beinvenenproblemen)
Gemeinsam baden, duschen	Partnerschaft und Erotik fördernd
Haare etwas anfeuchten	Frisur, wenn keine Glatze, hält besser
„Tatsch" mit einem naß-kalten Waschlappen	gegen lästige Mücken, die Wände bleiben meistens sauber
Wasser-Ionen aus Wasserleitung	gegen Streß am Arbeitsplatz und zu Hause

Tab. 5

TEES

(3 x täglich 1 Tasse vor dem Essen, etwa. 4 bis höchstens 6 Wochen lang)

Brennesselblatt:	blutreinigend, harntreibend - bei Rheuma, Gicht, Ödem
Fenchel:	krampflösend, schleimlösend - bei Blähungen, Husten
Hagebutte:	Reich an Vitamin C - bei Infektionen, zur Abwehrstärkung
Holunderblüte:	fiebersenkend, schweißtreibend, entzündungshemmend - bei Fieber, Grippe
Kamillenblüte:	entzündungshemmend, krampflösend - bei Erkältungen, Magen-Darm-Krankheiten
Lindenblüte:	schweißtreibend, krampflösend - bei Grippe, Erkältungen, zur Abwehrstärkung
Melissenblatt:	beruhigend, entspannend - bei Schlaflosigkeit, Nervosität
Orangenblüte:	beruhigend, entspannend - bei Schlaflosigkeit, Nervosität
Pfefferminzblatt:	gallefördernd, desinfizierend, anregend - bei Verdauungsbeschwerden, in südlichen Ländern
Ringelblume:	entschlackend, abwehrstimulierend - bei chronischen Krankheiten, Immunschwäche
Salbei:	entzündungshemmend, desinfizierend - bei Mund- und Magen-Entzündungen
Spitzwegerich:	hustenlösend, entzündungshemmend - bei Husten, Heiserkeit
Wermutkraut:	verdauungsfördernd - bei Appetitlosigkeit, Verdauungsbeschwerden
Zinnkraut:	harntreibend, bindegewebsstärkend

Zum täglichen Trinken wechseln Sie die Teesorten. Zum Frühstück wählen Sie Kräuterteemischungen oder Früchtetees.
Schwarzer Tee (russischer) und Kaffee sind Genußmittel, übersäuern, daher selten trinken

Tab. 6

SÄFTE (KAPSELN, KERNE)

(Im Mund gut verspeicheln. Nicht länger als 4 Wochen. 3 x täglich vor dem Essen, danach Sorte wechseln)

Artischocke:	Cynar als Aperitif - zur Leberentgiftung, Senkung von Cholesterin
Johanniskraut:	nervenberuhigend - bei Schlafstörungen
Baldrian:	nervenberuhigend - bei Schlafstörungen
rote Beete:	abwehrstärkend, blutbildend
Birke, Wacholder:	entschlackend, harntreibend, entwässernd - bei Rheuma, Arthritis, Ischias
Sellerie, Meerrettich:	entschlackend, harntreibend, entwässernd - bei Rheuma, Arthritis, Ischias
Bohnen:	entschlackend, harntreibend, entwässernd - bei Zucker-Intoleranz
Schwarzrettich:	Hustenmittel, Leber-Galle-Mittel
Kartoffel:	bei Magenübersäuerung
Knoblauch:	gegen hohe Cholesterinwerte, gegen Arteriosklerose
Kürbis:	reinigt Harnsystem, unterstützt Prostata
Mistel:	abwehrstärkend, gegen hohen Blutdruck
Möhren:	Radikalen-Scavenger
Sauerkraut:	darmreinigend, reich an Vitamin C
Weißdorn:	stärkt das Herz, reguliert Blutdruck
Zinnkraut:	stärkt Bindegewebe und Abwehr

Tab. 7

VI. Das Wunder Sauerstoff

1. Sauerstoff-Formen, Ionen

Elektrisch geladene Atome oder Moleküle bezeichnet man als *Ionen*, den dazu führenden Prozeß *Ionisation.*

In der Natur entstehen die Ionen durch UV-, kosmische-, radioaktive Strahlung, Wasserfall-Effekte, Meeresbrandung, Blitze, aber auch im Körper in den Mitochondrien, den kleinen Elektrizitätswerken der Zellen, in grünen Blättern oder Nadeln, die außerdem die einzigen *Sauerstoff-Spender* neben dem Meeresplankton sind. Nur menschliche Dummheit und Gier ist imstande, die grüne Lunge der Erde, die Urwälder am Amazonas, in Afrika, Sibirien oder Asien zu roden und zu verbrennen und die Ozeane zur Kloake zu machen!

Im Wald, am Meeresufer oder beim Wasserfall gibt es reichlich aktivierten, negativ ionisierten Sauerstoff, bis 10.000 negative Ionen/ccm Luft. Dort fühlen wir uns wohl, erholen wir uns rasch und viele unserer Beschwerden verschwinden. *Ionen werden „Vitamine der Luft" genannt.*

Das Verhältnis zwischen negativen Ionen (O_2^-) und positiven Ionen (O_2^+) soll 5:4 betragen, wenn es gesundheitlich förderlich sein soll (siehe Bild 6).

In der Großstadt oder in den Betonsilos sinkt die Anzahl der Ionen auf ein Minimum oder verschwindet sogar komplett.

Es besteht ein Zusammenhang zwischen dem Reinheitsgrad der Luft, der negativen Ionenzahl und der Gesundheit des Menschen. In der modernen Konsum- und Industriegesellschaft sind negative Ionen rare Ware geworden (Staub, Umweltverschmutzung, Verbetonierung, künstliche Materialien ...). Es kommt oft zu verschiedenen

2. Beschwerden, die von der Ionen-Dysbalance herrühren:

1. Beschwerden durch Serotonin-Ausschüttung:
   Müdigkeit, Konzentrationsstörungen, Reizbarkeit bis Aggressivität, Schlafstörungen, Sehstörungen, Kopfschmerzen, Gelenkschmerzen, Ohrensausen, Herzbeschwerden, Schwindel, Infektanfälligkeit, geringe Streßbelastbarkeit, Venenbeschwerden, Neigung zu Thrombosen, schlechte Wundheilung, postoperative Komplikationen und andere; ähnliches wird auch bei Föhn mit vielen positiven Ladungen in der Luft beobachtet (Föhnmigräne).
2. Beschwerden durch Adrenalin-Anstieg und dann Verbrauch durch Streß:
   Erst Euphorie, Wohlgefühl, Überschätzung, dann Erschöpfung, Müdigkeit, Arbeitsunlust, Naschbedürfnis.
3. Schilddrüsenstörung:
   Temperatur-Empfindlichkeit, Pulsjagen, Durchfall, Haarausfall, Gewichtsverlust trotz Appetit.

Alle diese Beschwerden könnte man mit Sauerstoff-Formen lindern oder beseitigen.

Bei der ***Wetterfühligkeit*** spielen außer den Luftionen = Sauerstoff - Ionen mehrere Klimafaktoren als Stressoren eine gemeinsame Rolle.

Es werden folgende *Wetterphasen* beschrieben:

A. Hochdruckgebiet
   1. Mittleres Schönwetter
   2. Gesteigertes Schönwetter
   3. Übersteigertes Schönwetter
      a. durch Abgleiten erwärmter höherer Luftschichten in den Bodenbereich
      b. durch den Fallwind hinter den nördlichen Alpen-Bergketten, sog. Föhn

B. Tiefdruckgebiet
   4. Aufkommender Wetterumschlag
   5. Wetterumschlag
   6. Wetterberuhigung bzw. Zyklon

Von diesen Wetterphasen können die 3 a, 3 b, 4, 5 und 6 als *Stressoren* bei prädisponierten Personen ungünstig auf das Wohlbefinden, körperliche und seelische Funktionen wirken (besonders wenn andere Stressoren wie Überarbeitung, Voll- oder Neumond, Menstruation, Belastung durch Nahrungsmittel, Suchtmittel,

Umweltstressoren und andere hinzukommen). Vorsicht im Umgang mit dem Partner!

Beschwerden durch Wetterfühligkeit:

Kopfdruck, Kopfschmerzen, Migräne, Müdigkeit, Konzentrationsschwäche, Leistungsschwäche, Appetitlosigkeit, Narben und Phantom-Schmerzen, Schlafstörungen, Herz-Kreislaufbeschwerden bis Herzschmerzen, Atemwegsstörungen bis zum Asthmaanfall, gestörte Lernfähigkeit und Prüfungsleistung und weitere Beschwerden.

Durch Anwendung der beschriebenen *7 Wunder* könnte man die überlasteten *Regelkreise des Organismus* ausreichend *stabilisieren* und so die Beschwerden, die durch die Wetterfühligkeit ausgelöst werden, mindern oder auch ganz zum Verschwinden bringen.

Sauerstoff, O_2, ist ein treuer Verbündeter des Wassers (H_2O) und verdankt der Sonne seine verschiedenen *Sauerstoff-Formen* bezüglich ihrer Energie und Aktivität (O^-, O_2^-, O_2^+, $^1O_2$, O_3).

Alle diese Sauerstoff-Formen spielen eine wichtige Rolle in der Natur und auch im menschlichen Körper. Die Mutter all dieser Sauerstoff-Formen ist der relativ fade *molekulare Sauerstoff* O_2, der in der Intensivmedizin, bei Narkosen, bei verschiedenen Erkrankungen wie Durchblutungsstörungen, Kreislauf und Atmungsstörung schon längere Zeit erfolgreich verwendet wird.

Die Ganzheitsmedizin verwendet seit einigen Jahren die oben erwähnten Sauerstoff-Formen. Die Behandlungen mit ionisierter Luft waren schon länger bekannt. 1981 führte I. Engler als erster die *direkte Ionisation des medizinischen Sauerstoffes* ein und begründete eine komplexe, wirkungsvolle Behandlung mit sehr kurzer Behandlungszeit von ca. 12 Minuten, bei sechs Sitzungen, mit kleinsten, homöopathischen Dosen von O_2^- oder O_2^+ (in D15). Der Sauerstoff ist dabei die Trägersubstanz.

3. Sauerstoff-Ionen-Therapie: O_2ITh - H_2O/Engler

Wird mit einem speziellen Ionisationsgerät nach Dr. Engler („Oxygen Ion 3000“, Fa. MSS Elektronik, A-5301 Eugendorf) durchgeführt. Es wird dadurch nicht nur die Sauerstoff-Nutzung verbessert, sondern diese Therapie ist auch wirksam als Ausgleich bei einer Störung der vegetativen (autonomen) Regulation.

Jeder gesunde Mensch oder Patient reagiert auf Streß, auf Krankheit oder auch auf die Behandlung mit folgenden Regulationsäußerungen:

1. Vagotonie, schwach, Yin-Typ, ähnlich der Bremswirkung
2. Sympathikotonie, stark, Yang-Typ, ähnlich der Gaspedal-Wirkung.
3. Normotonie, ausgeglichen, Misch-Typ, Koordination zwischen Bremse und Gaspedal
4. Erschöpft beziehungsweise eine Blockade (durch Herde, Geopathie, Zahngranulome, Amalgamplomben-Belastung, chronische Eiterherde im Körper, Narben, Cortison u. a.) sogenannte Regulationsstarre, keine Reaktion auf Ganzheitsbehandlung.
5. Es gibt auch gemischte Formen bei der Regulationsantwort.

Jeder *Information-Stressor* (einschließlich Homöopathika, Bewegung, Entspannung, Sauerstoff, Tees, Säfte usw.) *wirkt im Sinne der Regulation.* Daher: Art, Dosis, Dauer (cirka 4 Wochen) der Anwendung sind maßgebend!

Durch polare Ladungswirkung der O_2+(vagotonische Wirkung bei Inhalation, entschlackende Wirkung bei Wasseranreicherung) und des O_2-(sympathikotonische Wirkung bei der Inhalation, Radikalenabfang bei Wasseranreicherung) haben wir in der O_2ITh/H_2O ein ideales Mittel nach den Regeln der chinesischen Yang und Yin-Lehre, aber auch nach dem modernen Modell der Regulation. Ein Elektroakupunkturgerät ermöglicht die Bestimmung der aktuellen Regulationslage des Menschen und die Wahl der Therapie (O_2^- oder O_2^+ bzw. deren Anteil).

O_2-Ion ist ein Radikal, aber in kleinen Dosen ist er nach dem Prinzip des Umkehreffektes (Gifte wirken in einer homöopathischen Potenzierung ab D6 als Gegengift) *ein wirksames, wissenschaftlich belegtes Mittel gegen die heute sehr verbreiteten Radikalen-Entgleisungen, also bei einer Reihe von Krankheiten.* (Bild 17)

Der Applikationsweg bei der O_2ITh ist vor allem die Inhalation, dann die lokale Anwendung, rektale Insufflation und besonders die Anreicherung von Wasser zum Trinken beziehungsweise als Inhalation mit ionisierten Wasser-Aerosolen

(= feinst zerstäubte, kalte oder warme Wassertröpfchen mit sehr großer Oberfläche und deshalb sehr großer Dynamik und Wirkung. Denn Wasser und die Natur bevorzugen es, an großen Oberflächen zu agieren).

Im Experiment haben wir belegt, daß *Wasser fähig ist, die Information von Sauerstoff-Formen und Ionen (O_2^-, O_2^+)* für eine gewisse Zeit *zu speichern* und an den Körper abzugeben. Die Zellmembranen und die Regelkreise stabilisieren sich durch diese archaische Information.

In der heutigen Konsumgesellschaft liegt der Engpaß der Energieversorgung des Menschen (Streß, chronisches Müdigkeitssyndrom, chronisch Energie verbrauchende Zivilisationskrankheiten) *nicht in einem Mangel an Nahrung, Trinkwasser oder Sauerstoff. Durch* die vielfältigen *Umweltbelastungen und die* unnatürliche *Lebensweise der Menschen entsteht ein Mangel an „Luft-Vitaminen" und „Wasser-Vitaminen"* (= elektrisch geladene, essentielle Ionen des O_2^- und O_2^+).

Diese biologisch aktiven Ionen waren einmal in der intakten Natur, bei natürlicher Lebensweise, im Gleichgewicht vorhanden.

In Erinnerung an die alten Zeiten mit einem reichlichen Angebot an „Luft- und Wasser-Vitaminen" wurden zum Ausgleich gegen den Mangel an biologisch aktiven O_2^- und O_2^+ Ionen moderne Geräte entwickelt und weltweit eingesetzt. Die *Sauerstoff-Ionen Therapie/Wasser* (O_2ITh/H_2O) wurde bereits 1980 durch I. Engler begründet.

Zentralheizungen, Klimaanlagen, ungünstige Baumaterialien und Innenausstattungen, Arbeit mit dem Computer, elektrische und elektronische Geräte, viel Streß, *verrauchte und verstaubte Luft wirken als Ionen-Killer und erzeugen damit Radikale!*

Gegenmaßnahme:

A. Bei Anwendung der O_2ITh/ Engler als *Aerosole*, während einiger Minuten werden die durch Umweltbelastung strapazierten Schleimhäute der Atmungswege befeuchtet, mit Wasser aufgefrischt. Die Bewegung der Zilien wird beschleunigt, was Reinigung und erhöhte Zufuhr von Sauerstoff ermöglicht und dadurch auch die Abwehr gegen Bakterien und Allergene verbessert. Eine wohltuende Therapie oder Prophylaxe, besonders bei Kindern und Senioren, die ein schwächeres Immunsystem haben und daher mehr an Bronchitis, Asthma, Allergien und ähnlichen Krankheiten leiden. Aber auch bei Menschen, die im Staub arbeiten oder mit Autoabgasen zu tun haben.

B. Tägliches Duschen morgens und abends mit pulsierendem Wasserstrahl eines Brausekopfes.
C. Gurgeln und Nasenspülen mit Wasser
D. Plastikflasche mit einer Luftpumpe, wie sie für das Blumengießen verwendet wird. Einige Sprühstöße mit kaltem Wasser auf Gesicht, Mund offen, Augen dabei zu, erfrischt überraschend.
E. Öfterer Aufenthalt an Plätzen mit natürlicher Bildung von Wasser-Ionen.
F. Die Anwendung von Zimmerspringbrunnen.

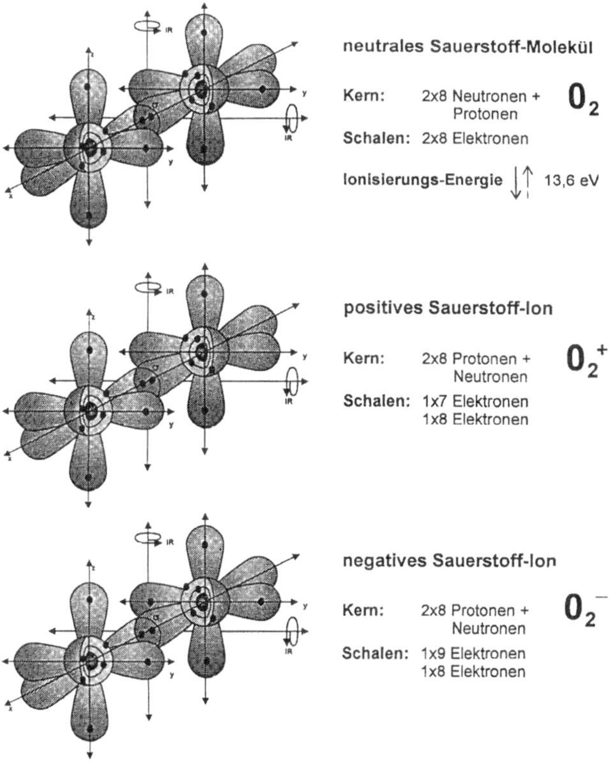

Durch Ionisierungsenergie verliert das neutrale Sauerstoff ein Elektron und wird zum positiven Sauerstoff-Ion.
Aus dem positiven Ion abgespaltenes Elektron lagert sich auf ein neutrales Sauerstoffmolekül und wird zum negativen Sauerstoff-Ion.

Bild 6: Atomare Struktur der Sauerstoff-Formen

4. Das Wichtigste über das Wunder Sauerstoff:

1. Sauerstoff ist ein Wunder-Molekül, das aus zwei Atomen besteht. Es schwingt mehrfach und strahlt im farbigen Spektrum von 400 - 475 nm (violett bis blau). In diesem Spektralbereich bewegen sich die meisten Zellreaktionen, die logischerweise von Sauerstoff abhängig sind. Die atomare Verbindung vibriert umso stärker, je größer die aufgenommene Energie bei verschiedenen Sauerstoff-Formen ist.
2. In der Natur und auch beim Menschen gibt es *verschiedene Sauerstoff-Formen* (siehe Bild 6), die in einem Kreislauf in andere Sauerstoff-Formen übergehen können. Sie haben verschiedene biophysikalische Eigenschaften und üben verschiedene Funktionen aus:
   a. Mutter aller Sauerstoff-Formen ist der molekulare, fade Sauerstoff (O_2). Er muß für viele Reaktionen aktiviert oder angeregt werden.
   b. Negativ ionisiertes, aktiviertes Sauerstoff-Anion, sogenannter Supersauerstoff O_2^-, ist ein starkes, aktives Radikal. Ohne ihn funktionieren viele Reaktionen, besonders die der Zellatmung, nicht. Er kann aber auch bei einem Überangebot über andere Radikale zu Zellschäden führen.
   c. Positiv ionisiertes, aktiviertes Sauerstoff-Kation (O_2^+) besitzt polargegenteilige Eigenschaften als sein oben beschriebener Bruder. Beide Formen sind sehr wichtig für das Ionen-Gleichgewicht in der Natur und für die Gesundheit. O_2^+ ist ein Radikalenfänger.
   d. Durch UV-Strahlung angeregter Singulett-Sauerstoff ($1O_2$) ist sehr wichtig für die zelluläre Abwehr und den Stoffwechsel.
   e. Ozon (O_3) bildet eine Schutzschicht gegen übermäßige UV-Licht-Einstrahlung in der Stratosphäre, die heute bereits geschädigt ist. In der Atmosphäre ist der Ozon-Gehalt heutzutage kritisch erhöht und führt besonders bei Kindern und Alten, bei denen das Immunsystem schwächer ist, zur Belastung der Atemwege, zu Augenentzündung, Asthma und Kreislaufbelastung. Es ist ein starkes Oxidans und tötet Mikroorganismen. Ozon ist nur im wässrigen Milieu wirksam und zerfällt in
   f. kurzlebigen, reaktiven, atomaren Sauerstoff (O^-).
3. a. Sauerstoff kann Elektronen aufnehmen und abgeben, wobei Photonen, die wichtigen Informationen für Lebendiges, entstehen.
   b. Sauerstoff kann ein elektromagnetisches Feld (parmagnetisch-diamagnetisch wechseln und selbst als kleiner Magnet wirken.

c. Sauerstoff kann als Radikal oder als Scavenger agieren.

d. Sauerstoff kann positive Ladung oder negative Ladung besitzen, ein Kation oder ein Anion bilden.

4. *Ohne Sauerstoff endet das Leben der Aerobier, des Menschen, binnen Minuten.* Je jünger man ist, desto mehr Wasser beinhaltet der Mensch und desto höher ist der Sauerstoffdruck im Blut und im Gewebe. Beide Urelemente, Wasser und Sauerstoff, sind Voraussetzung für das Leben, ein Lebenselixier und Heilmittel.
5. *Sauerstoff* trägt die archaischen Informationen der Natur in sich (Ladungen, Elektronen, elektromagnetisches Feld), die man *vorzüglich für eine ganzheitliche Therapie* einsetzen kann.
6. Die sauerstofflose Uratmosphäre ähnelte der heutigen verunreinigten Luft bei Smog in Ballungszentren. Vor 3,5 Milliarden Jahren reicherten die Blaualgen, die Einzeller des Urmeeres, später die grünen Blätter und Nadeln die Atmosphäre mit 21 Vol.% Sauerstoff (O_2) an.
7. Bei einer der wichtigsten Reaktionen der Natur, der *Photosynthese*, entsteht Sauerstoff (O_2) als Neben-Produkt. In der Natur gibt es keinen Abfall, keine Umweltverschmutzung, keine Energieverschwendung.
   Photosynthese = Sonne E + Chlorophyll + H_2O + CO_2 = $(CH_2O)n$ + O_2
8. Vor 200 Millionen Jahren stellte sich fast die ganze Evolution von Lebendigem auf günstigere, sauerstoffabhängige Energiegewinnung (*Veratmung*) um. Zu den Aerobiern, die von Sauerstoff absolut abhängig sind, zählt auch der Mensch.
9. Die Mitochodrien sind Kraftwerke der Zellen (die den pflanzlichen Chloroplasten ähnlich sind), die einen Arbeitsdruck von 10 bis 20 mm Hg von Sauerstoff benötigen, der von den roten Blutkörperchen transportiert wird. Umweltbelastung durch Stickstoffoxide oder Nitrate stören den Sauerstofftransport der roten Blutkörperchen und verursachen besonders bei kränklichen Menschen Schwindel, Kopfschmerz, Atemnot und beschleunigte Herztätigkeit. Sauerstoff und eine Reihe von Enzymen sind fähig, die Wasserstoff-Energie von Nahrungsmitteln stufenweise freizumachen. Kohlendioxid als „Abfall" bei dieser Oxidation wird ausgeatmet. Es wird in grünen Blättern weiter verarbeitet. Die Energie, die die Zellen, die Organe, die Regulation, das Immunsystem, der Stoffwechsel, der Mensch zur Arbeit und zum Denken braucht, wird so abgedeckt.

Je weniger von aktiviertem Sauerstoff vorhanden ist, desto schlechter steht es mit der Energie für alle Funktionen, desto schwächer ist das Immunsystem, die Infektabwehr, Heilung, Regeneration, Stoffwechsel ...

10. Das letzte Enzym der Atmungskette ist die Cytochromoxidase. Sie überträgt freie Elektronen auf den molekularen, faden Sauerstoff, der sich als negativ ionisierter Sauerstoff (O_2^-), als ein Radikal, mit überschüssigen Wasserstoff-Atomen (H) zu einem Wassermolekül (H_2O) verbindet, das hier für Kühlung, Lösungsmittel, Radikalen-Fänger und so weiter dient.
    Atmung: $(CH_2O)n + O_2 + Hb +$ Atmungskette $= O_2^-$ plus $H = H_2O +$ chem. Energie 670 Kal.
11. Bei einer Schwäche von Cytochromoxidase kommt es wegen des Mangels an O_2^- zur Stauuung von Wasserstoff in der Zelle, was zur Bildung von Radikalen führt, zu chronischen Beschwerden durch Radikale bis hin zur Verkrebsung der Zelle. Darum sind verschiedene *Therapien mit Sauerstoff-Formen besonders bei chronischen Krankheiten einschließlich des Krebses so unentbehrlich* (R. G. Seeger, I. Engler).
12. Durch die Verbrennung fossiler Brennstoffe (Benzin, Kohle) entsteht jährlich eine Belastung von sieben Gigatonnen Kohlendioxd und es wird dabei die gleiche Menge von Sauerstoff verbraucht und der Treibhauseffekt gefördert. Der CO_2-Gehalt der Erdatmosphäre ist seit dem Jahr 1800 von ca. 280 ppm auf 370 ppm angestiegen. Es ist mit einer globalen Erwärmung zu rechnen. Der Meeresspiegel wird bis zu 1 m steigen und die heutigen Klimazonen ca. 150 bis 500 km polarwärts wandern. Es entsteht ein Klima-Chaos (Stürme, Sintflut, Trockenheit).

VII. Das Wunder Bewegung

Durchschnittlicher Energieverbrauch bei verschiedenen Sportarten (in Kilokalorien = kcal/pro Stunde)		
Körpergewicht	**60 kg**	**80 kg**
1. Gehen 4 km/Std.	160	215
2. Tanzen, Tischtennis	270	360
3. Tennis, Eislaufen, Golf	330	450
4. Laufen 12 km/Std., Schwimmen	600	800
5. Radfahren 20 km/Std.	520	690
6. Bergsteigen, Krafttraining	560	720
7. Schilanglauf/14 km Golf 18 Loch - 3 Std.	900	1200

Tab. 8

A. Normalgewicht gelingt besonders durch Nahrungsreduktion und Bewegung!
B. Fitneß erreicht man durch Sport-Training, zweimal in der Woche!
C. Tägliche Gymnastik dient zur Straffung-Elastizität von Muskel bzw. des Bandapparates. Die Beweglichkeit der Gelenke wird verbessert.

„Viele *Leiden* dieser Welt (Unzufriedenheit, Haß, Kummer, Eifersucht, Habgier, Ruhelosigkeit, Konsumsucht, Aggression, Krankheiten) *kommen aus dem Hunger nach Liebe"*. Tao der Liebe = Harmonie des Yin und Yang.

Seit dem großen Urknall ist *alles im Kosmos* (Galaxien, Sterne, Planeten, unsere Erde) und Mikrokosmos (Atome, Moleküle, Zellen, Mensch, Gesellschaft) *in Bewegung*.

Bewegungsmangel und Störungen des Energieflusses, des Sauerstoffes, bedeuten Beschwerden und Krankeiten, besonders des Immunsystems.

Schmerzen sind durch Mangel an Energie – Sauerstoff – erklärbar. *Ausreichend Bewegung* bringt Energie und Sauerstoff, kräftigt unser Immunsystem. Störungen im Ablauf von Regelkreisen und Körperfunktionen bedeuten Beschwerden und Krankheiten, ihr Stillstand Tod. Nach dem Gesetz der Polarität kann der Tod aber nicht etwas Endgültiges sein.

Der Mensch bewegt sich und beschäftigt sich intensiv, weil dies lebensfördernd, angenehm ist (fördert die Produktion von Endorphinen) und weil er den Tod verdrängen möchte.

1. Die Polaritäten von Yang-Yin und die Pyramide

Die klassischen Philosophen haben gelehrt: Alles bewegt sich, alles verändert sich, niemals kannst Du in das gleiche Flußwasser treten ...

Die Lehre über die Bewegung von zwei polaren Kräften (Yang und Yin) wird im *Buch der Wandlungen* - I Ging - beschrieben (N. A. Eichler 1983).

Beispiele der Polaritäten von Yang und Yin:

Yang:	männlich, aktiv, hell, sauer, Südpol, Sympathikotonie, Bewegung, tierisches Eiweiß, O_2^+, H_2O^-, „totes Wasser", Radikale...
Yin:	weiblich, passiv, dunkel, alkalisch, Nordpol, Vagotonie, Entspannung, Vegetarismus, O_2^-, H_2O^+, „lebendiges Wasser", Scavenger ...

Tab. 9

Aus der Bewegung und den Wechselwirkungen von Yang und Yin entstand einmal die Welt, jeder von uns. *I Ging* wird durch das folgende Zeichen, Monade genannt, dargestellt:

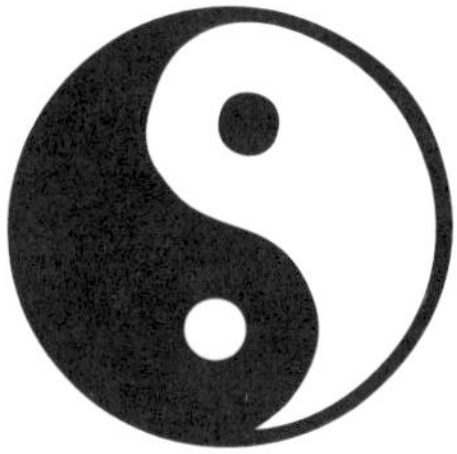

Bild 7: Monade I Ging

Aus der Monade I Ging können wir verschlüsselte *Symbole* einer Wasserwelle, der elektromagnetischen Wellen, Licht-Photonen (dunkle Nacht - heller Tag), Sonnenscheibe, Ladungen + oder -, das Gesetz der Polarität, Periodizität usw. ablesen.

Von oben, vom Himmel kommt Yang, die Energie der Sonne, und erzeugt aus der Erde Yin-Energie, Fruchtbarkeit. Beide Polaritäten tragen in sich Keime der gegenseitigen Polarität. Die Erde ist einmal von der Sonne entstanden und wird in der Sonne enden. Alles bewegt sich, alles ändert sich, nichts dauert ewig außer TAO. Tao ist das Unaussprechliche, das Ewige. Der Physiker und Nobelpreisträger Niels Bohr hatte die Monade als sein Bekenntnis für Wappen und Exlibris gewählt.

Diese *Philosophie* (= Lebensanschauung, Liebe zur Weisheit) ist heute *im Zeitalter des Wassermannes* sehr aktuell. Alle Dinge sind vielseitig vernetzt, beeinflussen sich gegenseitig, sind in Bewegung und wechseln nach dem Polaritätsgesetz. Es ist schwer, zwischen Gutem und Bösem zu unterscheiden, weil auch im Guten der Keim des Bösen enthalten ist und umgekehrt.

Das *Bild auf der Titelseite* unseres Buchs symbolisiert die Sieben Wunder der Natur und das Dynamische, Bewegliche, Gesetzmäßige, im Zentrum ist die *I Ging-Monade.*

Wer sie versteht und anwendet, hat es leichter mit sich, mit seinem Partner, den Kindern, im Beruf und mit den Mitmenschen. Er vermag die Umwelt besser zu verstehen und zu lieben, sich selber weiterzuentwickeln.

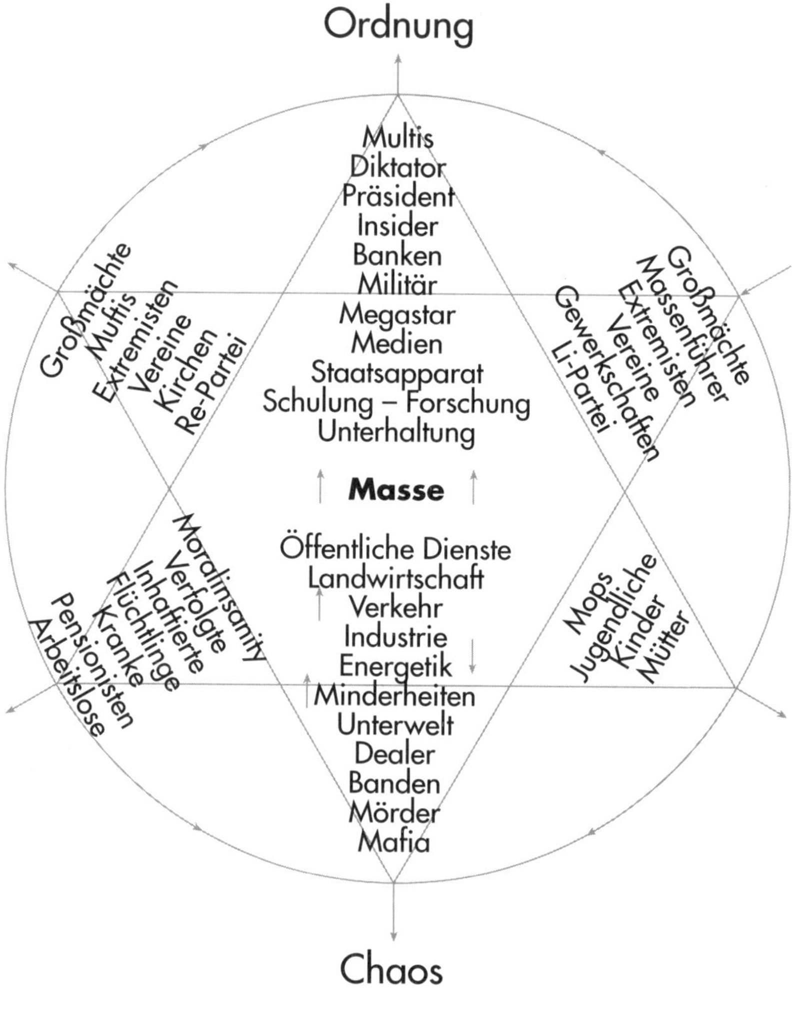

Bild 8: Die Dynamik der Kräfte in unserer Gesellschaft im Zeitalter des Wassermanns.
↑ = heutige, chaotische Tendenzen

(Willi, J. 1988, Mantak Chia 1987, Frederich B. 1988, 1990)

Wenn wir uns die I Ging Monade als eine elastische Kugel vorstellen und an dem kleinen hellen und dunklen Punkt ziehen, erhalten wir zwei Pyramiden mit einer gemeinsamen Basis.(Siehe Bild 1 zur Symbolik - Fraktale auf Seite 16)

Die Pyramide war immer ein Zeichen von Hierarchie, aber auch von vielseitigen Informationen (Botschaft der Cheops-Pyramide, die biologische und physikalische Wirkung einer Pyramide). *Die Hierarchie einer Gruppe von Urmenschen* war einfach, sie wurde vom stärksten Anführer geleitet. Die Buschmänner haben die Schwachen, Hilfsbedürftigen, die nicht mehr weiterziehen konnten, ihrem Schicksal überlassen. Nur die Tüchtigsten überlebten. *Friß oder du wirst gefressen, das ist das Gesetz in der Natur, der Mensch ist ein nackter Affe* (D. Morris, 1969, 1970). Die *heutige, komplizierte Gesellschaft ist noch immer den Gesetzen der Polarität unterworfen.* Die Darstellung durch eine Pyramide reicht nicht aus. Es wird dazu ein *sechsfaches Pyramiden-System* benötigt. Wir haben den an Geschichte und Symbolen reichen Sechs-Stern (David Stern) auch für die Sieben Wunder der Natur und für die Ganzheitsmedizinische Taktik verwendet. *Durch* die explosionsartige *Vermehrung der Bevölkerung* (jedes Dezennium um 1 Milliarde mehr, schon über 20 Megapoleis von 11-24 Millionen Einwohnern mit Mega-Slums!) und deren Verarmung (Arbeitslose, Flüchtlinge, Verfolgte) *ist das Gleichgewicht von den neuen Machtfaktoren in der Gesellschaft* (Masse, Multis, links oder rechts gerichtete Massenführer, Militär, Muftis (= religiöse Führer), Massenmedien, Mafia, Mops (= militante Organisationen, Punker, Skin Heads und Moral Insanity Gruppen *verlorengegangen.*

Macht ist Gewalt, Goliath, Geltung, Geld, Gold, Gesellschafts-Rangordnung, Gloria, Gesetzgebung, globale Wirtschaft, Politik und Militärstrategie. Für die Machthaber bedeutet Macht Eustreß, für die Untergebenen Disstreß! *Unsere Gesellschaft gerät immer mehr in chaotische Zustände der Krisenzeiten (ähnlich wie das psychische und körperliche Befinden der Mehrzahl der Menschen).* In der Geschichte der Menschheit ist dies öfter ähnlich vorgekommen, obwohl nicht so gefährlich, da es damals noch nicht die technisch *maximal entwickelten Macht-Mittel von heute* (atomare Bedrohung) und die katastrophale Umweltzerstörung gab. Am Beginn des Wassermann-Zeitalters spüren wir *globalen Streß* besonders deutlich.

2. Die Gesetze der Polarität:

1. Alles bewegt sich, schwingt, strahlt und verändert sich. Nichts, außer TAO, dauert ewig.
2. Alles ist mit allem netzförmig verbunden und beeinflußt sich gegenseitig. Kleine Ursachen (der so bezeichnete Schmetterlings-Effekt) können große Wirkungen haben. Es gilt: Wie Oben so Unten, wie Innen so Außen. So wie in der Natur, so bei den Menschen und umgekehrt. *Der Mensch ist ein offenes System, das verschiedene Informationen-Stressoren bearbeitet, um die Funktionen aufrecht zu halten und zu überleben.*
3. Die biokybernetischen Regelkreise der Natur und des Menschen sind von der einzigen, verfügbaren Energie, vom Sonnen-Wasserstoff, abhängig und arbeiten selbstregulierend und intelligent, wenn sie vom Menschen nicht grob gestört werden. Die Ganzheitsmedizin baut auf diesen Gesetzmäßigkeiten auf (siehe Bild 19, S. 149).
4. Es gibt nur zwei Urkräfte: Yang und Yin (= die Super-strings von heute). Durch ihre Dynamik hat sich alles entwickelt und wird alles erhalten. In jeder Polarität steckt schon der Keim gegenseitiger Polarität. Die eine Polarität geht immer in die andere über. Es gibt keinen Stillstand und kein Entweder - Oder, sondern immer nur eine dynamische Einheit.
5. Die Gesetze der Polarität gelten im Kosmos, im Mikrokosmos, in der Gesellschaft, für die Gesundheit oder Lebensqualität.
6. Tao, der Geist der Materie, führt die polaren Kräfte des Yang und Yin zu Einheit und neuer Qualität. *Der Weg = Tao, ist Ziel* und nicht das Ende, weil es dieses nicht gibt.
7. Das *Symbol der I GING Monade* beinhaltet die archaische Information von der Sonnenscheibe, von den Wellen des elektromagnetischen Spektrums, von den Wellen des Wassers, von den Photonen, Ladungen und Regelkreisen, von den Hierarchie-Pyramiden, von dem Weg.
   Ich habe die I Ging Monade deshalb als Symbol in die beiden von mir herausgegebenen *Bücher über ionsierten Sauerstoff und über Wasser* eingeschlossen (I. Engler 1988 und 1989). In dem Kapitel *„Wunder Bewegung"* bringen wir Ihnen für einen Tagesablauf folgende *Empfehlungen: Treiben Sie regelmäßig, aber mäßig Sport* (Wandern, Schwimmen, Radfahren, Langlauf, Golf ...), benützen Sie Treppen und Stiegen statt Lift, machen Sie täglich einen Spaziergang an der frischen Luft.

3. Hygiene - Bewegung - Training - Fitneß- Programm des Tages:

A. Training im Bett
B. Übungen an der Stange
C. Stuhl- und Harnentleerung, 10 Regeln für guten Stuhlgang
D. Mundhygiene-Regeln und Technik der Zahnpflege, Nasenspülung
E. Haarpflege, Haltung
F. Bioenergetische Übungen mit Trampolin und Wasser
G. Duschen

A. Training im Bett:

Bett auf geopathiefreien Platz stellen, Kopf nach Norden, Füße nach Süden.

Strecken Sie sich ausgiebig, so, als ob sie größer und kräftiger sein möchten, gähnen Sie laut! Bleiben Sie auf dem Rücken liegen, atmen Sie entspannt und frei! Die folgenden Übungen 1 bis 5 werden am ersten Tag nur einmal durchgeführt, am nächsten Tag zweimal, später sechsmal und mit der Zeit führen Sie jede Übung zwölfmal durch. Also dann: Bettdecke weg und Sie fahren, schwimmen, scheren, schaukeln und stemmen sich in den Tag. Eine Ölung der Gelenke, ein Funke für die Zündung, Hände hinter den Kopf und es geht los:

„Wer rastet, der rostet"

1. *Fahrrad:* Das rechte Bein mit dem Knie bis zum Brustkorb führen und wieder ausstrecken, den Fuß dabei mitstrecken. Jetzt das Knie des linken Beine an den Brustkorb führen und wieder ausstrecken. Nun wechseln Sie rechtes und linkes Bein ab, so, als ob Sie in der Luft Fahrrad fahren würden.
2. *Schwimmen:* Auf dem Rücken liegend ziehen Sie mit den Beinen große Kreise – wie ein Frosch, einmal Beine strecken, einmal anziehen.
3. *Schere:* Mit gestreckten Beinen und Füßen, circa 45 Grad vom Bett abgehoben, ein großes „V" beschreibend, dann Beine zum „X" kreuzen, abwechselnd rechten Oberschenkel mit linkem kreuzen und umgekehrt.
4. *Schaukel:* Beide Knie abbiegen und die Beine einmal rechts vom Körper und einmal links vom Körper auf das Bett legen, dabei schwingt das Becken mit, der Oberkörper bleibt auf dem Bett liegen.

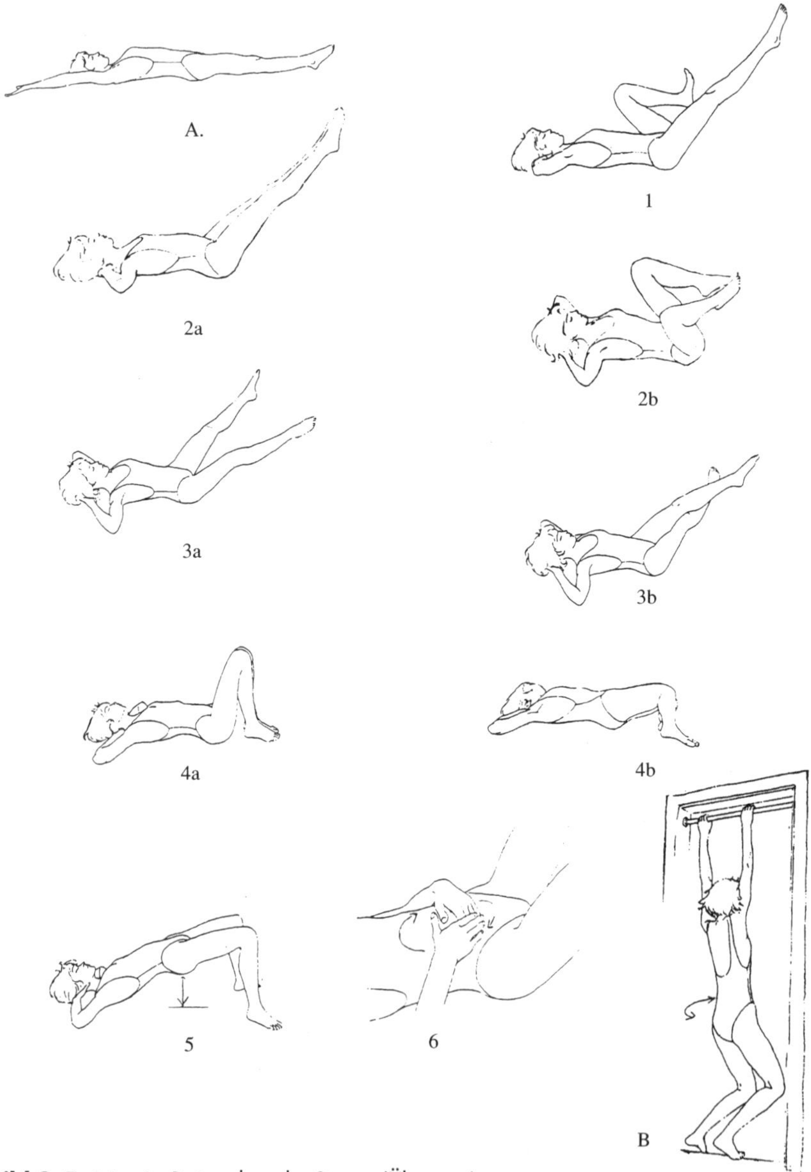

Bild 9: Training im Bett und an der Stange (Übungen)

5. *Becken stemmen:* Spreizen Sie die Beine im Winkel von circa 40 Grad, die Knie 90 Grad abbiegen, die Fußsohlen liegen gut auf dem Bett auf, jetzt schieben Sie das Becken nach oben, Sie stemmen es nach oben und spannen dabei die Gesäßbacken an. Langsam wieder das Gesäß auf das Bett senken und dabei lockern.
6. *Bauchmassage:* Die linke Hand mit gestreckten Fingern auf den rechten Oberbauch legen, die rechte Hand deckt die linke Hand, jetzt kreisförmige, mit dem Gefühl bis in die Tiefe des Bauches greifende Massage im Uhrzeigersinn durchführen. Es folgen der rechte Oberbauch, die Magengrube, der linke Oberbauch, der linke Unterbauch, die Blasengegend, der rechte Unterbauch und die Nabelgegend. Dabei wird automatisch die Darmtätigkeit angeregt.
   Aufsetzen: Setzen Sie sich auf die Bettkante, bewegen Sie Ihren Kopf auf jede Seite, ziehen Sie mit den Schultern Kreise, lockern Sie Beine und Arme und schütteln Sie diese leicht aus.
   Aufstehen: Erheben Sie sich vom Bett, schütteln Sie nochmals Arme und Beine, öffnen Sie die Fenster so weit wie möglich, schütteln Sie Ihr Bettzeug aus und lüften Sie das Schlafzimmer gut.

B. Übungen an der Metallstange

Eine Metallstange wird im Türstock fest verankert (ist in jedem Sportgeschäft erhältlich) und dient Ihnen für folgende Übungen:

Halten Sie sich mit beiden Händen an, beugen Sie die Knie so weit, bis nur die Zehenspitzen am Boden aufliegen, lassen Sie Ihren Körper durchhängen, kreisen Sie nach rechts, dann nach links. Diese Übung entlastet Ihre Wirbelsäule und Sie beugen einer Schrumpfung vor. Sie können auch ein paar Klimmzüge machen.

C. Stuhl- und Harnentleerung

Schenken Sie Ihrem Stuhl und Harn Aufmerksamkeit. Aussehen, Geruch, Menge, Häufigkeit und eventuelle Beschwerden bei der Entleerung sind wertvolle Hinweise auf Ihre Gesundheit. Denken Sie in diesem Zusammenhang an die innere Organuhr. *Die höhere Lebenserwartung wurde besonders durch bessere Hygiene erreicht.* Seien Sie besonders hygienisch und verschonen Sie auch Ihre Mitbürger vor Durchfall, Würmer, Cholera, Hepatitis, Seuchen. Nachdem Sie Ihren Allerwertesten mit Papier gesäubert haben, ist es empfehlenswert und auch wohltuend, den After mit kaltem Wasser abzuwaschen und dann mit einem dazu bestimmten Handtuch abzutrocknen (besonders wichtig bei Neigung zu Juckreiz und zu Hämorrhoiden). Danach natürlich die Hände mit Wasser und Seife gründlich bürsten.

Lassen Sie sich genügend Zeit zur Erledigung Ihrer „Bedürfnisse". *Im Darm befindet sich ein beträchtlicher Anteil von 80 Prozent unseres Immunsystems* (auf eine 4000 qm Oberfläche etwa 800 Milliarden Abwehrzellen!). Bei Verstopfung leidet nicht nur die Abwehrfunktion, sondern es werden zusätzliche Darmgifte resorbiert. Naturheilärzte behaupten, *„im kranken Darm sitzt der Tod"*.

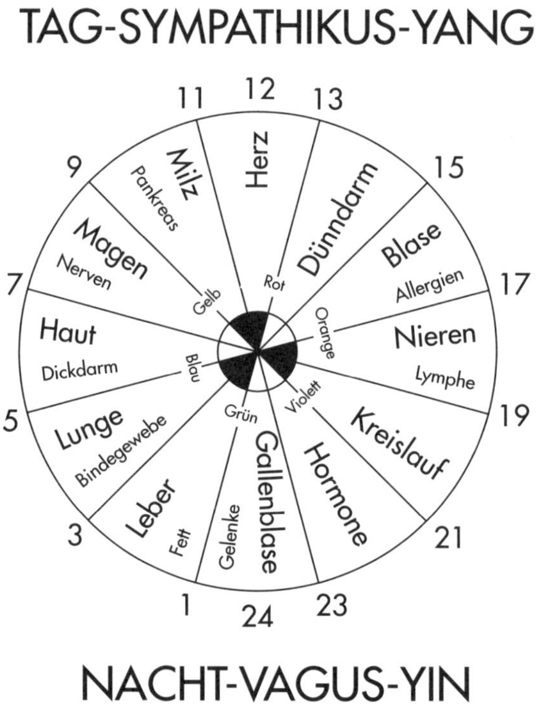

Bild 10: Die Organuhr - Sonnenrad, Pyramide, Biorhythmus, Farbeinheit und Yang-Yin Zugehörigkeit

4. 10 Regeln für guten Stuhlgang

1. Vermeiden Sie „zuviel“ Essen und ganz besonders verfeinerte Nahrungsmittel ohne Ballaststoffe! Vollwertkost ist ideal.
2. Vermeiden Sie „zuviel“ Streß, und nehmen Sie sich genügend Zeit für Ihre elementaren Bedürfnisse. Lassen Sie sich Zeit, auch beim Essen, kauen Sie gut und langsam, verspeicheln und genießen Sie die Speisen. Oft helfen Entspannungsmethoden wie Yoga, autogenes Training.
3. Vermeiden Sie „zuwenig“ Bewegung. Führen Sie jeden Morgen Ihre Gymnastik durch, machen Sie die Bauchmassage. Folgende zwei Übungen fördern zusätzlich Ihre Darmtätigkeit:

   a. Gehen Sie auf „allen Vieren“ und ziehen Sie Ihren Bauch ein. Halten Sie diese Spannung ein paar Sekunden und entspannen dann die Muskeln wieder. Öfters wiederholen.
   b. Gehen Sie in Grätsche-Stellung, spannen Sie Ihre Gesäßmuskeln für sechs Sekunden an, dann wieder entspannen, mindestens sechsmal wiederholen. Diese Übung läßt sich übrigens überall, auch im Büro, durchführen (die sogenannte Beckenbodenstärkung).

4. Ein anderes probates Mittel, die Stuhltätigkeit anzuregen, ist 1 Eßlöffel Milchzucker und 1 Eßlöffel ungeschroteten Leinsamen in einem Glas warmen Wassers vor dem Schlafengehen einnehmen.
5. Nehmen Sie hauptsächlich Vollkornprodukte oder täglich 1 bis 3 mal 1 Eßlöffel Kleie vor dem Essen ein. Vergessen Sie nicht ausreichende Flüssigkeitszufuhr!
6. Trinken Sie lieber mehr als „zuwenig“ Mineralwasser, Früchtetee oder Kräutertee! Der Mensch braucht täglich etwa 3 Liter Flüssigkeit. Ungefähr 1,5 Liter sollen mit Getränken aufgenommen werden, der Rest ist in der Nahrung enthalten.
7. Verschiedene Nahrungsmittel und Getränke wie Rotwein (Gerbstoffe), zu kaltes Bier, schwarzer Tee, Johannisbeersaft, Kakao, Schokolade und ähnliche wirken verstopfend; andere Nahrungsmittel wie z. B. Sturm, Most, Birnen, Kiwi wirken abführend. Die Zigarette zur Anregung des Stuhlgangs lehnen wir aufgrund der bekannten schädlichen Wirkungen ab.

8. Zu empfehlen ist ein Frühstück, bestehend aus Müsli mit Joghurt und Obst je nach Saison, zur Jause Apfel, zum Mittagessen als Vorspeise Salat mit Obstessig, Bierhefeflocken und Kräuter oder eine Rohkostplatte, zum Abendessen Buttermilch, Kefir, Naturjoghurt.
9. Lassen Sie sich Zeit! Setzen Sie sich in den Morgenstunden (Organuhr, siehe Bild 10, für den Dickdarm von 5 bis 7 Uhr früh) regelmäßig zum Stuhlgang und entspannen Sie sich dabei. Atmen Sie und zählen Sie dabei laut: Eins, tief einatmen, zwei, drei hörbar ausatmen. Halten Sie Ihre Stuhlgangzeit auch am Wochenende und im Urlaub ein! (Organuhr für Dünndarm ist von 13 bis 15 Uhr, geeignet für kurze Siesta und Verdauungsentlastung). Essen Sie möglichst vor 19 Uhr zu abend.
10. Gehen Sie grundsätzlich sofort auf die Toilette, wenn Sie ein Bedürfnis verspüren. Wiederholtes Stuhlverhalten verursacht Verstopfung.

5. Regeln zur Zahnpflege

D. Mundhygiene

Leider wird die Mundhygiene immer noch wie ein Stiefkind behandelt. In Österreich haben 80 Prozent der sechsjährigen Kinder Karies! Die Mehrzahl der Bevölkerung wechselt die Zahnbürste nur einmal im Jahr! Nahezu jeder Bürger leidet unter Paradontose oder/und Karies. Richtige Zahn- und Mundhygiene ist wichtig, weil viele chronische Krankheiten und Immunschwäche mit Zahnbeherdung zusammenhängen.

Gesunde Zähne, ein Symbol von Aggression und Stärke, gehören zum Selbstbewußtsein und zur Schönheit. Ein desolater Zahnapparat und Mundgeruch wirken abstoßend.

Bluten symbolisiert den Verlust von Vitalenergie. Blutiges Zahnfleisch, die Paradontose, führt zur Lockerung und zum Verlust der Zähne und ist immer Ausdruck einer schweren, ganzheitlichen Störung des Immunsystems, die früher ganz besonders bei den Seeleuten gefürchtet war. Die Seeleute litten bei ihren langen Fahrten infolge des Vitamin C-Mangels durch einseitige Ernährung regelmäßig an Skorbut. Captain Cook, bekannt durch seine Entdeckungsfahrten, führte dagegen erfolgreich Sauerkraut, Obst und Gemüse in das Bordmenue ein.

Bildschirmarbeit erhöht um ein vierfaches die Quecksilberfreisetzung aus Zahnfüllungen mit Amalgam. Quecksilber ist ein schweres Metall, ein Zellgift. Auch ist die Verwendung von verschiedenen Metallen zusammen, etwa Gold und Amalgam, wegen der Bildung von elektrischen Strömen im Mund ungünstig. Dies ist besonders auch bei der Prothetik zu beachten.

1. Meiden Sie falsche Ernährung mit „zuviel" und „zu oft" von Zucker, zuckerhaltigen Produkten (Mehlspeisen, Torten, Schokolade, Bonbons, Getränke und Limonaden, auch Honig)!
2. Meiden Sie weiße Mehlprodukte (weißes Brot, Gebäck, Teigwaren)!
3. Meiden Sie „zuwenig" Vollwertkost!
4. Meiden Sie „zuwenig" und „zu unsachgemäße" Mundpflege
5. Meiden Sie „zuviel" Disstreß (wie auch öftere Schwangerschaft, Strahlenbelastung, schlechtes Trinkwasser, psychische Überbelastung, chronische Krankheiten und so fort.).

Zucker wird durch die Mundbakterien (Abwehrsystem) zum klebrigen, gelblich-grauen Zahnbelag (Plaques), der durch die Säuren zu einer Entkalkung des Zahnschmelzes führt (Kalzium-Stoffwechsel). Plaques produzieren auch Toxine, also Gifte (meistens Radikale), die zu einer Zahnfleischentzündung führen. Werden Plaques und Zahnstein sachgemäß entfernt, bildet sich kein Karies. Wichtig sind 2 x jährlich bei Ihrem Zahnarzt eine Kontrolle und eine Durchführung vorbeugender Maßnahmen.

Normalerweise weist die Mundhöhle einen pH-Wert von 6,7 auf, sie ist also leicht sauer. Nach Aufnahme von Zucker und beim Vorhandensein von Plaques sinkt der Wert in den sauren Bereich. Wird die magische Grenze des pH-Werts von 5,5 bei dem bereis Zahnschmelzmineralien ausgeschwemmt werden, mehrmals am Tag für länger als drei Stunden überschritten, kommt es zur Zahnfäulnisbildung, zu Karies, die, unbehandelt, vorerst eine Zahnpulpaentzündung, dann Zahnabsterben mit Zahnverlust zur Folge hat, danach devitale Zähne als Herd.

Die häusliche Mundhygiene soll bereits vor dem ersten Milchzahn (spezielle Zahnbürste aus Gummi zur Zahnfleischmassage) regelmäßig durchgeführt werden. Das Ziel dabei ist, die Anzahl der Bakterien an Zähnen und Zahnfleisch zu verringern. Um Plaque deutlich sichtbar zu machen bzw. um zu sehen, wie gut man sich die Zähne geputzt hat, kann man zu Hause ganz einfach einen Test mit Plaque-Färbetabletten durchführen.

Viele Fehler werden durch unsachgemäßes, also falsches horizontales Putzen gemacht, ferner durch Verwendung einer zu harten Zahnbürste. Unmittelbar nach dem Genuß von Obst oder Salat sollen die Zähne nicht geputzt werden, über die Säureeinwirkung wird Kalk aus dem Zahnschmelz weggeschwemmt. Vorher also unbedingt den Mund mit Wasser ausspülen (ebenso schädigt die Magensäure nach Erbrechen die Zähne).

Technik der Zahnpflege

Handzahnbürste mit etwa zwei Zentimeter kurzem Kopf, weich bis mittelhart, abgerundete Borsten in drei Reihen.

1. Zirkuläres (kreisendes, vibrierendes) Zähneputzen mit mäßigem Druck.
2. Rot-Weiß- oder Rolltechnik. Die Bürste wird auf das Zahnfleisch gedrückt, bis es blutleer ist, dann dreht man den Bürstenkopf mit einer rotierenden Bewegung vom Zahnfleisch in Richtung Kauflächen, also von Rot nach Weiß. Kleine vibrierende Bewegungen erhöhen Wirkung.
3. „Flaschenputzer"-Technik zur Reinigung von Zahnzwischenräumen. Sie verwenden dazu spezielle Handzahnbürsten mit in rechtem Winkel zum Schaft stehenden Borsten. (Riechen Sie an der Bürste - manchmal giftiger Gestank!)

Wenn keine Zahnbürste zur Hand ist, sollten Sie unbedingt nach jedem Essen den Mund kräftig mit viel Wasser ausspülen und mit Wasser gurgeln. Sie können mit Zeigefinger und Daumen das Zahnfleisch massieren, von rot nach weiß „putzen". Bewegen Sie das Wasser kräftig im Mund hin und her. Kräftig bewegtes Wasser hat mehr Reinigungs- und Belebungskraft. Ratsam ist es auch, mit einem Zahnstocher die Zahnzwischenräume zu säubern.

Zahnpasta:

Nicht abrasive (scheuernde) Zahnpasten verwenden, wechseln Sie öfters die Marke, beachten Sie die Inhaltsstoffe. Fluoridzahnpasten sind zu empfehlen.

Zahnseide:

Mit ihr kann man die Zahnzwischenräume effektiv reinigen, ohne dabei das Zahnfleisch zu verletzen. Sie sollte täglich angewendet werden. Die ungewachste Zahnseide wird um beide Zeigefinger gewickelt. Mit der gespannten ca. 10 cm langen Zahnseide werden die Zwischenräume mit einer Auf- und Abwärtsbewegung gesäubert.

Wasserstrahlgeräte:
sogenannte Mundduschen, sind kein Ersatz für das Zähneputzen, sie helfen aber gut, Essensreste zu entfernen.

Elektrische Zahnbürsten:
Die rotierend-vibrierenden sind den vertikal-vibrierenden vorzuziehen. Die elektrischen Zahnpflegegeräte der Fa. Braun - Oral B (D-61476 Kronberg) erfüllen höchste Ansprüche wie zum Beispiel Plak Control elektrische Zahnbürste und Mundddusche, sowie das neue Gerät Braun-Oral B Interclean IR 2-50, das wie Zahnseide wirkt (rotierender Reinigungsfaden zur Plaque-Entfernung der Zahnzwischenräume), aber bequemer zu benutzen ist.

Fluorprophylaxe:
Die Wirksamkeit der Kariesprophylaxe mittels Fluorauftragung auf die Zähne durch den Zahnarzt ist in der medizinischen Literatur ausreichend dokumentiert. Gegen die Trinkwasser-Fluorierung oder die Einnahme von Fluor-Tabletten sprechen viele Ärzte.

Holzzahnstocher:
Also das ist schon eine Zumutung, erst wird Sex gegen Streß empfohlen und nun auch noch ein Zahnstocher. Aus jedem besseren Restaurant sind die Zahnstocher verbannt worden, weil man ungern jemandem zusieht, wie er genüßlich die Essensreste aus den Zahnzwischenräumen entfernt. Aber Restaurants werden wie Hotels nach Sternen oder Hauben eingeteilt. Haube erinnert auch an den Penis und symbolisiert ebenso Macht.

Durch Massenmedien und Gourmet-Guide sind die Köche meistens mehr bekannt als gute Ärzte. Bei den Köchen geht die Propaganda wirklich von Mund zu Mund und ihre leckeren Kreationen gehören zu den vornehmsten Antistreßrezepten, wenn es dabei nicht um „zu viel" geht.

Ich bin stolz, einige führende Köche, sogar mit sechs Hauben, betreut zu haben. Sie sagen, daß es höchstens drei Hauben gibt. Da haben Sie recht, nur in diesem Fall handelt es sich um zwei sympathische Brüder, K. u. R. Obauer, die durch drei

Hauben geehrt wurden. Nach Adam Riese sind 2 x 3 Hauben zusammen sechs Hauben. Oder?

E. Nasenspülen

Lauwarmes Wasser mit der geschlossenen linken Hand fangen, mit dem rechten Zeigefinger das rechte Nasenloch zudrücken und durch die linke Nasenöffnung Wasser in die Nase einziehen und herausblasen. Seite wechseln: Wasser in die rechte Hand, linker Zeigefinger schließt linke Nasenöffnung, Wasser mit der rechten Nasenöffnung kurz einziehen und kräftig ausblasen. Auch die Nasenschleimhaut braucht Reinigung und Ertüchtigung, besonders bei der heutigen Luftverschmutzung.

Haarpflege:

Der 28-Tage-Rhythmus des Mondes spielt eine Rolle bei Menses, Somnambulismus, Kopfschmerzen und Stimmungslage. Das Haar schneiden Sie am besten nur bei zunehmendem Mond und nur, wenn er die Zeichen Widder, Stier, Löwe durchläuft (die Tiere mit prächtigem Fell oder Mähne), da es sonst zu Spliß, Brüchigkeit oder Haarausfall kommen kann. Im Zeichen des Steinbocks geschnittene Haare ergrauen schnell. Als Haarpflege werden Haarbürsten mit Naturborsten, Brennessel- und Birkensaft-Haarmittel für die Kopfhaut-Massage, vor allem Vollwertkost mit genügend Kalk, Kieselsäure, Gelatine usw. empfohlen.

Haltung:

Aufrechter Gang, *„gerade" Wirbelsäule* beim Sitzen sind unbedingt zu pflegen. Sie sind *Zeugen über Ihre Lebenshaltung,* Stimmung, Ihren Sauerstoff- und Immun-Zustand! Ein Kind erhält die Körperfigur von der Natur. Spätestens ab dem Schulalter ist man für seine Körperform und Haltung selbst verantwortlich. Über die *Körpersprache,* wie Mimik, Geste, Blicke, Lächeln, Haltung werden Gefühle und die Erotik ausgedrückt (E. Berger 1990).

Detensor

(dreiteiliges Matten-Therapiesystem nach K. Kienlein, D-90552 Röthenbach/Peg.). Einmal bis dreimal täglich circa 40 Minuten auf der gerippten Schaumstoffmatte laut Anweisung liegen. Dies bewirkt folgendes:

Entlastung und Streckung der Wirbelsäule durch sanftes Langzeit-Strecken (bis 18% des Körpergewichts), verbessert die Stoffwechselversorgung der Bandscheiben, Dehnung der Muskeln und Sehnen, Verbesserung der Mikrozirkulation, körpereigene Energierückgewinnung, positive Beeinflussung der Akupunktur-Zustimmungspunkte (die sich am Rücken befinden), für alle inneren Organe, allgemeine Entspannung (besonders in Kombination mit autogenem Training), Unterstützung aller ganzheitsmedizinischen Anwendungen.

Einsatzbereich: Rückenschmerzen, Verspannungen, Bandscheiben-Probleme, Osteochondrose (M. Scheuermann), Prellungen der Wirbelsäule, Hexenschuß, Ischias, Haltungsprobleme, Wachstumsstörungen bei Kindern, Asthma, Magen-Darm-Probleme, Kopfschmerzen, cervikale Migräne, Osteoporose, Blockierungen der Wirbelsäule und Wirbelgelenke, psychosomatische Beschwerden (Siehe „Aktiv und gesund durch die Detensor Methode". Deutscher Spurbuchverlag).

Venenleiden:

Mehr als 50 % der Bevölkerung sind betroffen von Venenleiden (schwere Beine, Ödeme, Krampfadern, *Sauerstoffmangel und Durchblutungsstörungen,* offene Beine, Invalidität ...). Folgende Faktoren begünstigen die Entstehung: Übergewicht, Mangel an geeigneter Bewegung, stehende Berufe, einschnürende Socken und Unterwäsche, Fehler in der Ernährungs- und Lebensweise. Eine kühle Dusche (2-3 mal täglich), die Beine öfters hochlegen, besonders nachts (stellen Sie das Bettende um 10 cm höher), Gymnastik im Bett abends und morgens und das Tragen von *medizinischen Kompressionsstrümpfen* (unter anderem bei Fa. Kundt GmbH & Co., A-6973 Höchst, D-7766 Gaienhofen 2, CH-8353 Elgg) in Kombination mit den bioenergetischen Übungen auf dem *Trampolin* beseitigt in den meisten Fällen die Beschwerden und beugt eventuellen Komplikationen vor. Selbstverständlich sollen Sie die „sieben Wunder" in Ihrem Alltag berücksichtigen.

6. Bioenergetische Übungen mit dem Trampolin:

Neben dem Fahrrad kommt heutzutage auch das *Trampolin als medizinische Therapie* in die Arztpraxen: als Gehtraining bei Gefäßkranken, bei milden Formen der Hypertonie als „Monotherapie". Berichtet wird über Erfolge bei psychovegetativen Herzaffektionen und besonders bei Hypercholesterinämie (die Werte wurden um 20 bis 30 Prozent gesenkt; je höher die Ausgangswerte waren, umso mehr wurden sie gesenkt).

Zusätzlich ist unter dem regelmäßigen Training mit dem Trampolin ein beeindruckender antidepressiver Effekt zu beobachten (Ärzte Woche 4. Jhrg./Nr. 19, 1990).

Jede Art von Arbeit und besonders Training bedeutet eine Kombination von Überwindung der Gravitation (=Anziehungskraft der Erde) durch Beschleunigung oder Verlangsamung der Körperbewegung. Dabei entstehen vielseitige elektromagnetische Wechselwirkungen zwischen den Zellen, den Organen und dem Menschen als Einheit mit seiner Umgebung.

Weil die Gravitation der Erde sechsmal größer als die des Mondes ist, hat sich beim Menschen der Bewegungsapparat relativ leistungsfähig entwickelt.

Die Astronauten konnten auf dem Mond mit Leichtigkeit über 5 Meter lange Sprünge machen und sie schwebten mit einem Glücksgefühl über die Mondoberfläche.

Ohne Bewegungen im elektromagnetischen Feld und Gravitationsfeld gäbe es kein Leben in der heutigen Form auf der Erde.

Nach dem Gesetz der Polarität ist alles, was „ZU" ist, schädlich. Die Mehrzahl der Schwerstarbeiter, Extrem-Sportler, wie die Marathonläuferinnen bei der Olympiade, bieten einen Eindruck von Überalterung und extremer Abmagerung, jedenfalls keinen glücklichen Gesichtsausdruck.

Die rhythmischen Urbewegungen Schweben oder Schwingen (Ebbe-Flut, Wellenbrandung, Wiege, Tanz, besonders die Tanzrituale, Sex, Schaukeln, Reiten und besonders Wellenreiten ...) sind den Bewegungen des Ur-Meeres ähnlich, aus dem sich einmal das ganze Leben entwickelte.

Diese *archaischen Bewegungsformen beglücken* seit Urzeiten die Menschen *und fördern* über die intensiven, schweißtreibenden Bewegungen die Produktion von *Endorphinen* (=Gehirnmediatoren, die ein Wohlbefinden bis zur Extase auslösen können). Durch den *Mangel an Bewegung* in der heutigen industriellen Konsum-Gesellschaft oder durch zwingende Umstände (Bettlägerigkeit, Gefängnis, sitzende Berufstätigkeit, sitzende Freizeittätigkeit, bei Astronauten in den Raketen) ist die Durchblutung und Sauerstoff-Versorgung herabgesetzt. Die Knochen, Sehnen und Muskeln atrophieren. Es leiden auch die inneren Organe und letztlich auch die Psyche darunter. Der Geist „verliert" den gesunden Körper und wird krank.

Das *Trampolin* ist eine angenehme, individuell einsetzbare, jederzeit ohne Umweltbelastung zugängliche und zeitsparende Methode für ein spezielles

Ganzheitstraining, das in den USA als „Rebounding“ (Zurückfedern) oder „Lymphesizing“ (Lymphdrainage) bekannt wurde.

Man schwingt stehend auf einer federnden Spezialmatte. Dies bewirkt einen raschen Wechsel von Beschleunigung (bei der Bewegungsrichtung nach oben) und Abbremsung (bei Bewegungsrichtung nach unten) mit einer Verstärkung der Gravitation.

Die Trampolin-Übungen erzeugen in angemessener Weise kinetische Energie, die sich besonders an die höheren Wasserstrukturen im Bereich der Zellmembranen überträgt.

Albert *Einstein* stellte fest, daß Beschleunigung und Verlangsamung die gleiche Wirkung hat wie eine größere *Schwerkraft.* Wir können aber nicht auf dem Planet Jupiter trainieren, wo die Anziehungskraft 11 x höher ist als auf der Erde.

Auf dem „*Trimilin*“(Firma. J. Heyman, D-82296 Schöngeising) wird das Abbremsen und die Beschleunigung auf eine halbe Sekunde verteilt, was einen höheren Trainingseffekt ohne Stauchung der Gelenke und Wirbelsäule ermöglicht. Man erfährt eine energetische Aufladung durch Körperwasser-Energetisierung statt einer möglichen schädlichen Schockwirkung auf das Bewegungssystem und die Körperorgane. Das weiche Trampolin ist empfehlenswert besonders bei Schwangeren, bei Übergewichtigen (ab etwa 95 kg), bei Varikositas, Gelenks- und Wirbelsäulenproblemen, bei Rehabilitation nach orthopädischen Operationen und bei Gelähmten, bei Osteoporose, bei Astronauten nach längeren Weltraumfahrten.

Im folgenden sind die *bioenergetischen Übungen mit dem Trampolin* von 1-20 dargestellt (siehe Bild 11, Seite 92):

1. a) Grundstellung: Entspannte, aber aufgerichtete Körperhaltung, Wirbelsäule gerade. Die Füße, parallel zur Beckenbreite, bleiben immer auf der Trampolinmatte. Die Knie sind leicht angewinkelt. Es werden leichte Schwingungen auf dem Trampolin auf- und abfedernd ausgeführt. Die Hände werden an die Nierenflanken angelegt.
   b) Bewußtes, rhythmisches Atmen. Offener Mund, Zunge etwas vorne, drei- bis sechsmal durch die Nase einatmen und durch den Mund ausatmen, jeweils im Rhythmus der Schwingungen. Legen Sie die rechte und linke Hand an die jeweilige Nierengegend und richten Sie die Körperhaltung auf!
2. Stellung wie unter Punkt 1. Es wird eine Akupressur – ein Energieausgleich der *Akupunkturendpunkte – am Finger oder Daumen* jeweils der linken und

rechten Hand durchgeführt. Sie massieren oder walken dabei kräftig mit dem Daumen und Zeigefinger der rechten Hand das Ende des Daumens und der anderen vier Finger der linken Hand, dann mit dem Daumen und Zeigefinger der linken Hand das Ende des Daumens und der vier Finger der rechten Hand. Massieren Sie die den *jeweiligen Organfunktionen entsprechenden Punkte* laut Darstellung 2.
Es werden die Stellen für Lymphe, Lunge, Dickdarm, Nervendegeneration, Kreislauf, Allergie, Organdegeneration, Dreifacher Erwärmer - Hormone, Herz und Dünndarm, energetisch aufgeladen.

3. a) Energieseitenausgleich an beiden Ohren durch intermittierendes, beidseitiges Hohlhanddrücken.
   b) Beide Daumen massieren jeweils die entsprechende Seite des Warzenfortsatzes hinter dem Ohr (Punkt des Vegetativums).
   c) Anschließend Akupressur an beiden Ohren mit dem jeweils gleichseitigen Daumen und Zeigefinger. *Im Ohr ist der ganze Körper energetisch projiziert* und zwar in Form eines Embryos in der Gebärmutter, also im Kopfstand. Laut dieser Abbildung im Ohr können wir den ganzen Körper mit allen Organen energetisch beeinflussen oder aufladen.
4. Bioenergetische „Krone" oder Kopfhautmassage. Mit den Fingerspitzen beider Hände wird die Kopfhaut massiert und dabei gleichzeitig gelockert. Dies ist für die Durchblutung des Kopfes, zur Haarbodenstärkung und für die Gehirndurchblutung wichtig.
5. Bioenergetische Zahnfleischmassage der oberen und unteren Zahnreihe. Im Mund wird das Zahnfleisch mit Zeigefinger und Daumen senkrecht massiert. *Am Zahnfleisch* der oberen und unteren Zahnreihe befinden sich ebenso *Energiestellen, die für alle Körperorgane zuständig sind.* Außerdem wird durch die durchblutungsfördernde Wirkung das Zahnfleisch revitalisiert. Diese Übung bitte nur mit sauberen Fingern durchführen.
6. Klopfmassage des Kopfbereiches – Hinterkopf, Gesicht, Nase, Hals mit allen Fingern beider Hände. Dies führt zu mehr Energie im Nasennebenhöhlenbereich und kräftigt die Schleimhaut der Nase. Es hilft bei Infektionen und bei Reaktionen auf die Luftverschmutzung. Es hält die Haut elastisch und jung.
7. Klopfmassage über der Brust und dem Brustbein zur Anregung der Thymusdrüsen-Aktivität als wichtige Abwehrstimulation. Gleichzeitig wird der Busen gestrafft.

8. Brustkorbmassage mit beidseitiger Hohlhand vorne, hinten und auf der Seite. Dadurch kann leichter durchgeatmet werden und es kommt zur Reinigung der Atemwege.
9. Klopfmassage auf die Nierenlagen beidseitig neben der Wirbelsäule. Dies regt die Tätigkeit der Nieren und Nebennieren an und führt zu einer verbesserten Harnausscheidung und wirkt streßvorbeugend.
10. Bauchmassage mit zwei Händen
    a) großer Kreis (rechts unten bei der Blinddarmgegend anfangen, über Leber- und Gallenblasengegend, Magengegend, Milz und absteigenden Dickdarm)
    b) innerer Kreis um Nabel im Uhrzeigersinn. Dies fördert Darmtätigkeit und Verdauung. Es wird die linke Hand flach an der Bauchdecke angelegt und mit der rechten Hand in die Tiefe, sanft, aber kräftig hineingedrückt. Die Kreisbewegungen werden im Uhrzeigersinn ausgeführt.
11. Augenbewegungen nach oben, nach unten, nach rechts, nach links. Kreisbewegungen nach rechts und links. Vorsicht bei Gleichgewichtsstörungen, halten Sie sich an der Stützstange fest, die bei Senioren oder Bedürftigen als Zusatzausrüstung zu empfehlen ist.
12. Halswirbelsäule - Kopfbewegung: „Nein sagen", rechts und links; „Ja sagen", nach oben und unten. „Bedenken aussprechen" nach der rechten Schulter und der linken Schulter. Kreis mit Kopf nach innen rechts und links.
13. Schattenboxen. Die Finger strecken und dann eine Faust machen. Boxen nach oben, unten, seitlich.
14. Schulterbewegungen. Kreisen nach innen, außen.
15. Armkreisen mit hängenden Armen, nach innen und außen, Bewegung der Arme.
16. Twisten oder Wedeln wie beim Skifahren mit gegengleicher Bewegung der Arme.
17. Joggen. Abwechselnd Fuß und Hand nach vorne bewegen und heben. Nur bei dieser Übung und bei der vorigen Übung Nr. 16 können die Füße den direkten Kontakt mit der Sprungmatte nicht beibehalten. Im Rhythmus mit dem Trampolin schwingen.
18. Energietanken. Arme seitlich strecken und schwingen, drehen Sie nach rechts, (Darstellung 18, Seite 92).
19. Entspannung wie unter Punkt 1.
20. In sitzender Stellung (Schneidersitz, Darstellung 20a, Seite 92) und unter leichtem Schwingen des Körpers werden mit Daumen und Zeigefinger die

Energiestellen an den Endgliedern der Zehen beider Füße massiert. Dies dient dem Energieausgleich von Bauchspeicheldrüse, Milz, Leber, Galle, Gallenblase, Gelenken, Magen, Bindegeweben, Haut- und Fettregeneration, Blase und Niere. (siehe EA-Endpunkte an den Zehen - Bild 20b).

Wirkung der bioenergetischen Trampolin-Übungen

1. Optimierung der körpereigenen Energie und Koordinierung der Körperbewegungen.
2. Vertiefung der Atmung, besonders Förderung der Zwerchfellatmung, mehr Sauerstoff tanken und mehr Sauerstoff aktivieren durch innere Ionisation. Nur ionisierter Sauerstoff ist biologisch aktiv.
3. Stärkung des Herz-Kreislaufsystems, Verbesserung der Durchblutung, Normalisierung des Blutdruckes, Vorbeugung gegen Krampfadern.
4. Anregung des Stoffwechsels und der Darmtätigkeit.
5. Aktivierung des Lymphflusses, Entschlackung und Entgiftung, Abwehrstimulation gegen Krankheiten, Abmagerung.

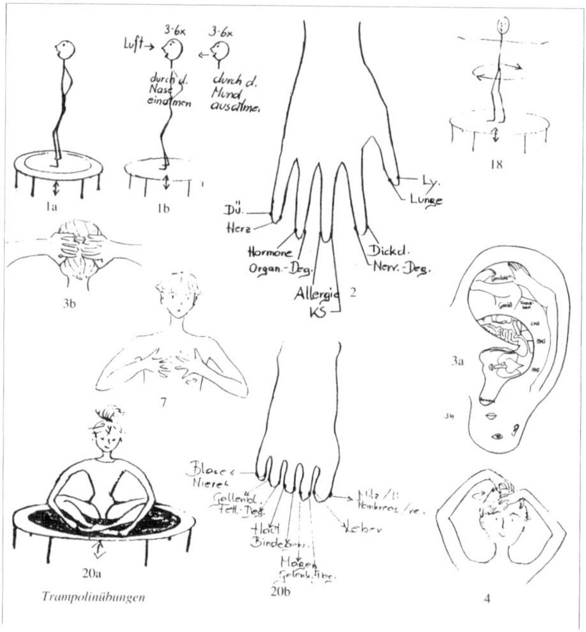

Bild 11: Bioenergetische Übungen mit dem Trampolin

6. Zum Aufwärmen vor sportlichen Tätigkeiten, zur Entspannung und zum Auftanken von Energie nach sportlichen Aktivitäten.
7. Fithalten der Muskeln, der Gelenke und der Wirbelsäule. Wirkt der Knochenentkalkung (Osteoporose) entgegen.
8. Fördert die Harmonie von Körper, Geist und Seele.
9. Die energetischen Trampolinübungen sind geeignet als begleitende Maßnahme bei allen medizinischen und biologischen Verfahren (Rehabilitation, Massagen, Sauerstoff-Therapie, Lymphdrainage, Entspannungstherapie, Kneippen, Mayr-Kur, Abmagerung oder Fasten, Geriatrie, bei Rekonvaleszenten und anderen).
10. *Fragen Sie immer Ihren zuständigen Arzt oder medizinischen Betreuer über die Durchführung der bioenergetischen Trampolinübungen.*

Bei Krampfadern, Schwäche des Beckenbodens wird anstatt der Schwingungen im Stehen nur langsames Gehen oder Joggen auf dem Trampolin empfohlen.

Ich wünsche Ihnen bei diesem Training viel Spaß, körperlichen und seelischen Erfolg.

7. Duschen: erzeugt Ionen

Pfeifen Sie, singen Sie fröhlich unter der Dusche! Lassen Sie sich vom angenehm perlenden Wasserstrahl durchwärmen, verwenden Sie so lange warmes Wasser, wie es Ihnen noch angenehm ist, bis Sie eine rote Haut bekommen. Massieren Sie sich den ganzen Körper mit einem angenehm riechenden, pH-neutralen Duschgel ein, immer in Herzrichtung. Sie können eine Massagebürste mit natürlichen Borsten verwenden. Stellen Sie sich vor, daß Ihr Körper nicht nur von außen, sondern auch von innen gereinigt wird, alles Belastende fließt ab, erfrischen Sie Körper und Geist. Reinigen Sie alle Körperöffnungen, vergessen Sie nicht die Zehenzwischenräume, die Fersen, Ellbogen, den *Rücken* (es gibt dort wichtige *Akupunktur-Punkte für alle Organe* wie an den Ohren). Am Schluß duschen Sie sich mit angenehm kaltem Wasser ab, schreien oder stöhnen Sie ruhig, wenn es zu kalt wird. Danach frottieren Sie sich gründlich ab, in Herzrichtung. Wenn Sie trockene Haut haben, cremen Sie anschließend Ihren Körper ein (verwenden Sie Baby-Kosmetik).

VIII. Das Wunder Ernährung

aus dem fruchtbaren Humus der Erde
(s.S. 20)

„Gehst du zum Kranken, regle zuerst die Diät
(= Lebensweise und Ernährungsweise)"
aus China.

Weltweit hängen jährlich drei Viertel der rund 40 Millionen Todesfälle mit den schlechten Umweltbedingungen, dem gesundheitsschädlichen Lebensstil, der Ernährung und dem Trinkwasser zusammen. An Krebs sterben jährlich 5 Millionen Menschen. Das Weltproblem bei der Ernährung ist folgendes: *ein Fünftel der Bevölkerung hungert und ein Viertel ist überernährt,* ein Hungernder braucht keine Empfehlungen bei der Ernährung, er benötigt Nahrungsmittel! Helfen Sie den Hungernden: Hungern (Durst) ist schlechter als Heimweh!

Es gibt *hunderte Bücher mit Diäten,* die versprechen, alle Krankheiten zu heilen, schlank zu werden und ewig jung zu bleiben.

Viele Ernährungsapostel sind aufgetaucht und auch wieder verschwunden. Die illustrierten Zeitschriften haben sich verpflichtet, mindestens einmal pro Woche etwas Sensationelles über Ernährung zu berichten.

Ernährung ist ein gutes Geschäft, aber auch die grüne Bio-Welle flaut ab. Was bleibt, ist ein *vernünftiger Weg der Mitte.*

In jedem Fall sehe ich sehr oft die *„Körnerfreunde"* in nicht gutem Immunzustand, befallen mit Pilzen. H. Wandmaker (1992) beschreibt die Erfahrungen über die negative Wirkung einer einseitigen, strengen Roh-Obst-Kost an sich selbst. *Den Kochtopf sollte man bei der Ernährung oft, den Kopf selten vergessen!* Ich sah auch oft nach verschiedenen Fastenkuren ernste gesundheitliche Probleme. In meine Praxis kamen oft *übergewichtige Patienten,* die ihren Herz-Kreislauf und ihre Gelenke kaputtgemacht hatten und an Bluthochdruck oder Gicht litten. Bei erhöhtem Harnsäurespiegel ist purinarme Diät angemessen und zuckerhaltige Nahrung sollte vermieden werden.

Es gibt Patienten mit *Bulimie,* die den Inhalt des ganzen Kühlschranks aufessen und dann das alles erbrechen. Freßlust ist eine Abart von Streßbewältigung, eine Folge seelischer Fehlhaltung. *Die gesteigerte Nahrungsaufnahme ist oft ein*

Ersatz für fehlende Zuneigung, Anerkennung, Liebe. Das Essen dient der Kompensation, als Endorphin-Stimulans (= glückselige Stimmung erzeugende Mediatoren im Gehirn).

Bei den ausgehungerten *Anorektikerinnen* liegt meistens ein Identifikationsproblem mit der weiblichen Rolle vor, die Ausbildung der weiblichen Formen wird verhindert, die Menstruation bleibt aus, das verfolgte Ziel, das Gewicht möglichst gering zu halten, kann schließlich zum Tod führen. Beide Formen von Eßstörungen brauchen zusätzlich Psychotherapie.

1. 7 x Ernährung

Ernährung war und bleibt mit der Umwelt (Natur, Gesellschaft, Kultur, Tradition, mit den ökonomischen, sozialen, geologischen, sogar religiösen Bedingungen) verknüpft.

1. Bei der Photosynthese wird Wasserstoff-Energie der Sonne in pflanzliche Kohlehydrate, Eiweiß, Fett gespeichert und steht als *Lebensmittel* mit vielen Vitaminen, Mineralien, Spurenelementen, Enzymen, natürlichen Farbstoffen und Ballaststoffen Tieren und Menschen seit Millionen Jahren zur Verfügung (*Sonnenkost* = Obst, Früchte, Gemüse, Nüsse, Körner).
2. Ausreichende Zufuhr von einwandfreiem, unbelastetem, mineralarmem, etwas säuerlichem, gut schmeckendem und Durst löschendem *Quellwasser,* etwa 1,5 bis 2 Liter pro 70 kg und Tag war und ist eine Lebensnotwendigkeit.
3. Bei der Oxidation von *Lebensmitteln* in der Zelle mit Hilfe der Sauerstoff-Formen und Enzyme werden die sonnenenergietragenden Wasserstoffe aus kalorienreichen Lebensmitteln (etwa *2300 Kcal. pro 70 kg und Tag* bei durchschnittlicher Bewegung) freigemacht. Die Zellen verwenden die Energie für verschiedene Funktionen, wie zur Arbeit, besonders für das Immunsystem. *Ohne Energie, ohne Lebensmittelzufuhr bricht der Organismus nach einigen Wochen zusammen. Ohne Wasser nach einigen Tagen.* Ohne Sauerstoff nach einigen Minuten. Durch Gifte, die den Wasserstoff-Transport in den Zellen blockieren, stirbt der Mensch sofort.
4. Wir kennen auch *Nahrungsmittel,* das sind „Lebensmittel", die ungünstig behandelt, also gelagert, präpariert und durch Konservierung, langes Kochen, Panieren und ähnliche Behandlungen denaturiert werden. Diese Nahrungs-

mittel beinhalten dann nur noch die Kalorien und fast nichts an Notwendigem und Natürlichem, worauf der Mensch tausende Jahre programmiert wurde. Diese Ernährung belastet ihn zusätzlich, zehrt von den körperlichen Reserven, von Vitaminen, Mineralien und Spurenelementen, die wir anderswo brauchen.

Daher: Bevorzugen *Sie frische, unverarbeitete Rohkost und vergessen Sie so oft wie möglich Kochtöpfe, Konserven und „Fast Food“ -Essen.*

Ab und zu, besonders in fernen Ländern, gehe ich aber mit gutem Gewissen auch zu McDonald's (sauber, schnell, wenig Kalorien, außer Ketchup, es gibt sogar Salate und Rauchen ist verboten). Ab und zu „sündige“ ich in Restaurants mit oder ohne Sterne und genieße das Kulinarische, weil es gut schmeckt, Körper und Seele erfreut, besonders, wenn eine nette Runde beisammen ist. Ansonsten ernähre ich mich immer „vernünftig“, so wie ich es in diesem Buch empfehle. Die meisten Nahrungsmittel und das Leitungswasser haben minimale Photonen-Strahlung und erzeugen in der Kirlian-Fotografie (Hochspannungsfotografie) ein schlechtes Bild, das dem Bild eines verwelkten Blattes sehr ähnlich ist. Anders die Lebensmittel, gutes Quell- oder Mineralwasser oder ein frisches, grünes Blatt.

Alles Lebendige strahlt und braucht Strahlung in einem günstigen Spektrum. Strahlen von starken Radikalen im Übermaß sind schädlich.

W. Kollath unterscheidet *Lebensmittel* (vollwertig) und *Nahrungsmittel* (teilwertig) – erhitzt, konserviert und präpariert. Vollwert geht über die Veränderung der Werte durch menschliche Technik zu den Teilwerten. Diese vollwertigen *Lebensmittel sollen mindestens zwei Drittel der gesamten Tagesmenge ausmachen* (Fordern Sie bitte die *Nahrungswert-Tabelle von W. Kollath* beim Weltbund zum Schutz des Lebens in Österreich, Deutschland und der Schweiz an).

5. Unser Vorgänger, *der Urmensch*, war, nach seinem Gebiß und Verdauungstrakt zu schließen, nie ein reiner Fleischfresser wie viele seiner „modernen“ Nachkommen. Er war ein Pflanzenfresser und bei Gelegenheit *Allesfresser.* Er stopfte sich voll mit rohen, unbelasteten, biologischen Lebensmitteln. Dann trank er Quellwasser, faulenzte, rülpste, furzte, koitierte und schlief. Ab und zu malte er auf die Wände von Steingrotten, tanzte ekstatisch und respektierte Rangordnung und Rituale.

Erinnert Sie das an die heutige Lebensweise?

Der Urmensch *kannte kaum die sieben weißen Dinge, die übersäuern und krank machen.* Er kannte keinen Zahnarzt, litt aber an verschiedenen Krankheiten. Oft erlitt er Unfälle.

Der Urmensch war sicher viel gestreßt, obwohl er nur ein paar Stunden für die Nahrungsbesorgung „arbeiten“ mußte. Bei Gefahr kämpfte er oder flüchtete, verbrauchte seine schädlichen Streßhormone durch Bewegung. Durch Ausschüttung von Endorphinen wurde er für seine Leistung gut belohnt und brauchte keinen unnatürlichen Ersatz. *Er starb trotzdem mit etwa 30 Jahren.* Über seine Lebensqualität im damaligen, von Zivilisation und Umweltstressoren unberührtem Naturparadies können wir nur schwer urteilen. Der Urmensch war aber sicher in vielem, besonders im Psychologischen, uns sehr ähnlich. Also er schimpfte wahrscheinlich auf vieles, was ihm auf die Nerven ging und ihn streßte.

6. *Heute erreichen die Herren dank der Hygiene und der Schulmedizin durchschnittlich 70 Jahre, die Damen leben um zehn Jahre länger.*
   Darum wahrscheinlich versuchen die Herren nach Möglichkeit früher in die Pension zu gehen.
   In jedem Fall leiden im Wassermann-Zeitalter beide Geschlechter an verschiedenen Zivilisationskrankheiten, an durch Ernährung und Lebensweise verursachten Krankheiten, die im Grunde genommen, durch Radikalen-Entgleisung, schwache Scavenger und schlechtes Immunsystem bedingt sind.
7. *Extreme sind ungesund:* Zu viel, zu hastig, zu spät, zu heiß, zu kalt, zu fett, zu salzig, zu wenig Vitamine, zu wenig Enzyme, zu wenig Ballaststoffe, zu wenig rohes Obst, Gemüse, Salate, zu viel Alkohol, zu viel Kaffee und so weiter.
   Zu wenige ändern diese Gewohnheiten, weil es kompliziert und teuer ist und angeblich die Lebensqualität leidet. Und das bringt ungesunden Streß.

2. 2 x 9 REGELN, die man leider zu wenig befolgt:

1. *Alles, was „ZU“ ist, ist ungesund.*
2. Anstatt „Nahrungsmittel“ sollen Sie *„Lebensmittel“ bevorzugen* unter der Voraussetzung, daß es Ihnen schmeckt. Denn sonst ist das ein Streß und dieser belastet und stört die Verdauung.

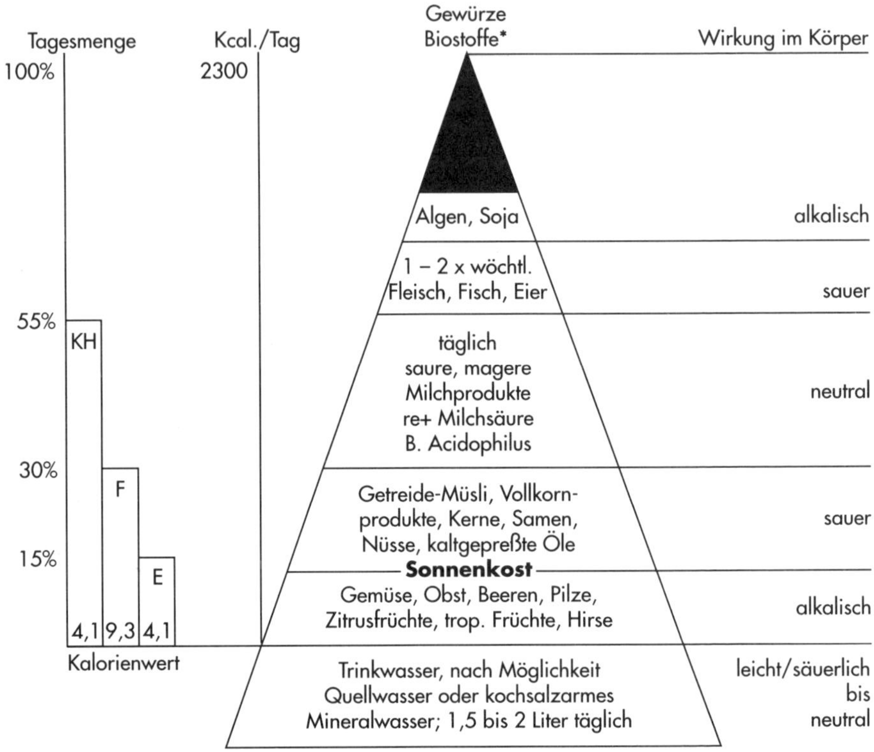

Bild 12: Siebenstufige Ernährungs-Pyramide
nach Tagesmenge, Kalorienbedarf und pH-Verhältnis bei der Vollwertkost (auszugsweise nach U. Böhmig, Naturheilpraxis für zu Hause, Orac Verlag Wien 1988). Optimal wäre mindestens 60 % alkalische Rohkost! Beachte Säure-Basen-Gleichgewicht und Sonnenkost, Konsum von „7 weißen Dingen", Kaffee und schwarzer Tee übersäuert stark unseren Körper, verbraucht die Biostoffe, besonders Kalzium.
*Biostoffe sind besonders enthalten in: Knoblauch, Zwiebel, rote Beete, Artischocke, Aubergine, Kohl, Rettich, Tomate, Spinat, Kartoffel, Kürbis- und Sonnenblumenkerne, Fenchel, Brennessel, Leinsamen, Apfel, Melone und andere. Sie haben vielfältige heilende Wirkung. Zu den Biostoffen gehören weiters Vitamine, Enzyme, Farbstoffe, essentielle Aminosäuren, Mineralien, Spurenelemente. Aufgrund unserer Umwelt-, Nahrungs-, Streß-, Radikalen-Belastung sollen die Biostoffe heute intensiv zugeführt werden!

3. Trinken Sie reichlich mineralarmes Mineralwasser, am besten nach dem Essen, manchmal auch vor dem Essen, aber nie zum Essen. Kaltes Bier (feuchte Augen als Warnsignal!) oder Wasser mit Eiswürfel nach amerikanischer Unsitte sind ein Schock nicht nur für Anwesende, sondern auch für die Magenschleimhaut, die sich

gerade nach dem Reflex des Pawlowschen Hunds auf das Verdauen vorbereitet. Bier, regelmäßiger Alkoholkonsum bremst außerdem die Lipidverbrennung und beeinflußt die Figur und die Potenz („Busen bei Trinkern") negativ.

4. Pflegen Sie Tischkultur, Tischmanieren, Tischrituale! Lassen Sie alles, was Ihnen oder den anderen Distreß bringt. Der gemeinsame Eßtisch ist kein Platz für Arbeitsprobleme, Streitigkeiten, Nörgeln, Probleme, Kritisieren, Zeitungen lesen oder Nachrichten hören, Telefonieren. Stressoren hemmen die Verdauung, den Genuß, die Freude.
5. Lassen Sie sich Zeit, nehmen Sie nicht zu große Stücke zu sich, kauen Sie ausgiebig, verspeicheln Sie gut! Natürlich spricht man nicht mit vollem Mund.
6. *Essen Sie zum Frühstück wie ein König, zu Mittag wie ein Bürger.* Nachher machen Sie eine kurze Siesta, sie wirkt Wunder! *Zu Abend* (spätestens zwischen 18 und 19 Uhr) essen Sie bitte *wie ein Bettler.*
7. *Meiden Sie nach Möglichkeit die sieben „weißen Dinge":*
   Weißes Mehl - Produkte (bevorzugen Sie Vollkornprodukte), *Zucker* in fester oder flüssiger Form (etwas Honig oder Früchte, nach Möglichkeit keinen Zuckerersatz), meiden Sie *Salz* (davon ist schon genug in den Lebensmitteln und zu viel in den Nahrungsmitteln), meiden Sie chloriertes *Leitungswasser.* Verzichten Sie auf Drogen.
   Rauchen ist Wahnsinn wegen der Krebsgefahr und der möglichen Durchblutungsstörungen. Bedroht auch die Nichtraucher, besonders Kinder, vor allem noch Ungeborene und Alte. Raucher sind meist sehr egoistisch, rücksichtslos, Argumenten gegenüber nicht offen, wie Süchtige meistens. Täglich *Alkohol* zu trinken, auch wenn es sich nur um ein Glas Bier oder Glas Wein zum Essen handelt, ist nicht vorteilhaft, belastet mit der Zeit die Leber und eine Leberzirrhose ist eine unangenehme Sache. Beim Wein ist dann besser ein „Spritzer". Der rote Wein ist für ältere Jahrgänge bekömmlicher, manchmal kann er aber verstopfend wirken oder eine Allergie auslösen, meiden Sie *Fett.*
8. Verwenden Sie kaltgeschlagene oder kaltgepreßte Öle, nicht Fett oder Margarine (Distelöl, Maiskeimöl, Olivenöl). Meiden Sie das Erhitzen von Öl zum Panieren, für die Zubereitung von Pommes frites.
9. Mit Fleisch seien Sie sehr sparsam (höchstens 1 - 2 mal wöchentlich), bevorzugen Sie Fisch mit reichlich Salat, der prinzipiell vor dem Hauptgericht gegessen werden sollte. Verwenden Sie zum Grillen von Fleisch einen heißen Stein, nach Möglichkeit ohne Fett. Eine Forelle essen Sie am besten „blau", paniertes, gekochtes, gepökeltes Fleisch sind belastend.

3. Sonnenkost

Es gibt einige „Muß“ bei der Ernährung: Das Optimum ist die Zusammensetzung von zwei Dritteln rohe, nicht denaturierte Lebensmittel, sogenannte Sonnenkost, zu einem Drittel Nahrungsmittel.

A. *Zum Frühstück:* ein Glas Obstsaft, Vollkornmüsli (auch fertiges) mit Joghurt, Obst oder Früchten nach Jahreszeit und Angebot. Leinsamen, Rosinen, Nüsse, Kürbiskerne, Hirse oder Sonnenblumenkerne, dazu abwechselnd Vollkornbrot, Knäcke-Brot mit etwas Butter, Honig oder natürliche Marmelade. 1 bis 2 mal in der Woche ein hartes oder weiches Ei, wenn es Ihnen schmeckt, noch besser ein roher Dotter. Nach Möglichkeit keinen Kaffee, keinen schwarzen Tee, jedenfalls nicht täglich, am besten nur ab und zu. Dagegen ist Früchtetee sehr zu empfehlen.

B. *Zum Zwischenfrühstück:* einen Apfel oder anderes Obst.

C. *Zu Mittag:* nach dem Angebot der Saison, Salat, angemacht mit Zitronensaft, kaltgepreßtem Öl, Kräuter- oder Joghurt-Dressing, ab und zu Bierhefeflocken (bei einer Hefe-Unverträglichkeit meiden Sie jedes Hefe-Produkt, auch Bier, Sekt, Champagner und besonders Germteig und Brot).

D. *Zur Jause:* Obst, Obstsaft

E. *Am Abend:* Sehr wenig essen! Vollkornbrot oder Knäcke-Brot mit magerem Topfen oder Gervais, Joghurt oder Kefir oder Soja-Produkte (Soja-Dessert), Früchtetee. Ab und zu Pellkartoffeln.

1. Schweinefleisch und Produkte vom Schwein (Schinken, Wurst, Aufstrich) nach Möglichkeit sehr selten, und das nicht aus religiösen Gründen. Vollmilch und harten Käse, Rahm und dessen ungekochte Produkte sollte man wegen einer möglicher Allergie und der Gefahr von Eiweißspeicherung vorsichtig genießen (eventl. nur 1-2 mal wöchentlich), bei Butter sehr sparen. Dafür sind saure (ähnlich wie im Magen verarbeitete), *magere Milchprodukte,* die Kalzium beinhalten, sehr zu empfehlen (Sauermilch, Buttermilch, Joghurt, Kefir, Topfen, Gervais).
2. Salzen Sie sehr sparsam, nie nachsalzen! Gewürzt wird mit Kräutern (Paprika nicht zu viel). Sehr zu empfehlen sind Knoblauch, Zwiebel roh!

3. *Feste aber sollte man so fröhlich feiern wie sie fallen,* mit Appetit, guter Laune, in Gesellschaft nicht zu oft und auch die Waage soll stimmen.
4. Es ist nicht abwegig, nach einem solchen „Exzeß" einen *Fasttag* einzulegen. Man ißt 24 Stunden lang nichts, trinkt aber mindestens ein bis zwei Liter kochsalzarmes Mineralwasser mit etwas Zitronensaft. Gute Mund- und Körperpflege ist notwendig, besonders beachte man die Darmentleerung. Ein Einlauf ist sehr vorteilhaft.
5. Viele Funktionsstörungen oder Krankheiten entstehen aufgrund einer Belastung des Immunsystems durch Nahrungsmittel, die eine „versteckte *Nahrungsmittelallergie*" verursachen können. Nicht gestillte Kinder haben häufiger eine Milchallergie (besonders Vollmilch, Rahm, harter Käse). Kuhmilch steht auch unter dem Vedacht, die Bauchspeicheldrüse zu schädigen und Zuckerkrankheit zu erzeugen.
   Das Immunsystem belastende Stoffe können weiter Zucker, Schokolade, Schweinefleisch, Nüsse, Weizenprodukte, Beerenfrüchte, Zitrusfrüchte, Mohn, Wassermelone, Gurken und ähnliches sein. Diese das Immunsystem und dadurch auch den Organismus belastenden Nahrungsmittel kann man durch sogenannte IgG-Nahrungs-Antikörpertests feststellen bzw. schneller und billiger mit einem *Elektro-Akupunktur-Test* (ebenso viele den Organismus belastende Schwermetalle, verschiedene Gifte, geopathische oder elektromagnetische Störungen). Mit der *Eliminationsdiät,* dem Weglassen von bestimmten Nahrungsmitteln für eine gewisse Zeit, vergehen meistens alle Verdauungsbeschwerden, Kreislaufstörungen, Durchblutungsprobleme usw., wie wir es bei „Beschwerden und Krankheiten durch Radikale und Störung des Immunsystems" beschreiben (siehe Kapit. X.).
6. *Verbotene Nahrungsmittel,* die Harnsäure beinhalten oder zu erhöhter *Harnsäure im Blut* von mehr als 6 bis 7 mg führen und dadurch einen *Gichtanfall oder Harnsteine auslösen*: Alkohol und Innereien (Leber, Milz, Niere, Lunge, Bries, Hirn), fettes Fleisch und Fleichsuppen, Suppenwürfel, Sardinen, Aal, Bücklinge, Dorschleber und andere fette Fische, Spargel, Spinat, Karfiol, Pilze, Mayonnaise, Marinaden, Putenfleisch!
7. Ein Fünftel der Weltbevölkerung hungert. Fast die Hälfte der Bevölkerung der westlichen Industrieländer leidet an *Übergewicht, Bewegungsmangel bzw. Verstopfung,* etwa 40 Prozent an *erhöhten Cholesterin-Werten* (über 200), 30 Prozent trinken regelmäßig täglich und zu viel *Alkohol* und sind Raucher.

Fast 5 Prozent sind *Diabetiker.* Cirka 40 Prozent haben *erhöhten Blutdruck* (mehr als 85 mm/Hg bei dem diastolischen und mehr als 100 plus Alter beim systolischen Druck). Fast die *Hälfte der Todesfälle* wird durch die daraus folgende *Arteriosklerose* und in ihrem Gefolge von *Herzinfarkt* und *Gehirnblutung* verursacht. Hoher Blutdruck ist ähnlich einem Reifen, der viel zu stark aufgepumpt ist. Ein „Reifenplatzer" ist zu erwarten. Die Abhilfe wäre billiger als die Heilkosten oder vorzeitiger Tod. *Verzicht auf „Übermästung" mit tierischem Eiweiß* (Fleisch, Eier, Milch, Käse), dafür Vollwertkost und saure-magere Milchprodukte (Joghurt, Kefir, Topfen), *Bewegung und Anti-Streß-Programm.*

8. Viele Pensionisten, besonders Frauen, leiden an schmerzhafter *Osteoporose,* Mineralien- und Vitamin-Mangel, Bewegungs- und Kontaktmangel. Wegen Kauproblemen (unnötige Schädigung der Zähne schon in der Jugend und frühzeitiger Verlust) essen sie kaum Vollkornprodukte, rohes Obst oder Gemüse und leiden zusätzlich an Verstopfung und sind oft durch den Konsum von zu vielen Medikamenten, unnötigen Schlafmitteln, Tranquilizern, Abführmitteln, Kreislaufmitteln und Schmerzmitteln belastet! Alte haben wenig Appetit und noch weniger Durstgefühl (K. Langbein et al. 1983). Angepaßte vollwertige Ernährung mit Bewegung, Gesellschaft, mehr mineralarmes Mineralwasser (nicht Leitungswasser), Kontakt mit Haustieren, wäre die beste Arznei. *Es gibt nichts Schlimmeres als gleichzeitig Altsein, Kranksein, Schmerzleiden, Arm- und Alleinsein! Nur Liebe und Glauben könnten hier ein Wunder wirken.*
9. Mehr als 20 Prozent der Erwachsenen leiden an *niedrigem Blutdruck* (kommen morgens schwer in Schwung). Hier helfen kaliumreiche Ernährung (Banane, Nüsse, Zitrusfrüchte, Kartoffel), Übungen auf dem Trampolin, Wasseranwendungen. Niedriger Blutdruck ist ähnlich wie zu wenig Luftdruck in einem Reifen, der wird schneller kaputt.

4. Kalorien-Joule

Ausgewogene, vollwertige Ernährung sichert die Versorgung mit den Kalorien und wichtigsten Wirkstoffen für den Organismus: (Bild 12, Tabelle 11).

Tägliche Zufuhr von etwa <2300 Kalorien (= Kilokalorien), optimale Zusammensetzung: 30 % Fett, 15 % Eiweiß und 55 % Kohlehydrate.

Dabei beliefern:		
1 gr Fett-F9,	3	Kalorien
1 gr Kohlehydrate-KH	4,1	Kalorien
1 gr Eiweiß-E	4,1	Kalorien

(1 Kalorie erwärmt 1 Liter Wasser um 1 Grad C).
Normalgewicht = Größe minus 100 minus 10 %
zum Beispiel 180 cm minus 100 = 80, minus 10 % = 72 kg.
1 Kcal = 4,2 Joule.

Tabelle 10: kcal bzw. Joule

5. „Der Tod sitzt im Darm!"

Im Mund und im Verdauungstrakt sind fast 80 Prozent unseres Immunsystems lokalisiert. Durch umweltbelastete Nahrungsmittel oder Allergene, durch denaturiertes Leitungswasser und durch Verstopfung (Vergiftung durch ein Übermaß an eigenen radikalischen Ausscheidungen und Gasen, die zu lange im Darm verweilen wie Indol, Scatol, Kresol, Methan ...) folgt eine Schädigung der Darmflora und eine Wucherung der pathogenen Mikroben, respektive Pilze, es kommt zum Bläh- und Kot-Bauch.

Das Immunsystem als unser Abwehrorgan ist strapaziert, verschiedene Beschwerden und Krankheiten, wie wir sie bei Radikalen-Entgleisung beschreiben (Bild 17), sind die Folge. Die *Krebsarten des Verdauungstraktes* (Mund, Zunge, Oesophagus, Magen, Bauchspeicheldrüse, Leber, Dickdarm) haben weltweit steigende Tendenzen und bilden über die Hälfte aller Krebsarten.

Fast jeder dritte Mensch erkrankt heutzutage an Krebs!

Die *Schweizerische Krebsliga* hat folgende *Prinzipien* formuliert:

1. Vermeidung des Übergewichts
2. Verminderung der Fettzufuhr (besonders tierischer Fette) auf maximal 30 Prozent der Gesamtkalorienzahl
3. vermehrte Zufuhr von frischen Früchten, speziell Zitrusfrüchten, grünen, gelben

und karotinreichen Gemüsen, speziell aus der Familie der Kreuzblütler wie Kopfkohl, Spargelkohl (Brokkoli), Rosenkohl, Kohlrabi und Blumenkohl sowie ungemahlenem Getreide *(Sonnenkost)*.

4. Vermeidung exzessiver Diätzusätze jeder Art
5. Verzicht auf gesalzene, gepökelte oder geräucherte Speisen
6. wenig oder kein Alkohol, keine Zigaretten

Ein persönliches Exemplar der Broschüre „*Krebs und Ernährung*" kann bei der Schweizerischen Krebsliga, Postfach 8219, CH-3001 Bern, bestellt werden.

Kalorien, die man im Kopf haben sollte

Einige wichtige Nahrungsmittel und Getränke nach Kcal und Joule.

	Kcal	**Joule**
1 Scheibe Knäckebrot, 10 g	38	159
1 Scheibe Mischbrot, 50 g	122	511
1 Scheibe Weißbrot, 30 g	81	339
1 Scheibe Vollkornbrot, 50 g	120	502
1 Stück Semmel	140	586
1 Portion Butter, 25 g	194	812
1 Scheibe Butterbrot	180	753
1 TL Marmelade	48	201
1 TL Honig	30	126
1 TL Zucker, weiß	26	109
1 Stück Würfelzucker	16	67
1 TL Kaffeesahne	9	37
1 Ei	82	343
1 Portion Eierspeise mit Schinken	450	1884
1 Scheibe Schinken, gekocht	43	180
1 Scheibe Schinken, roh	79	331
1 Schinkenbrot	325	1360
1 Apfel	75	315
1 Orange	75	315
1 Banane	135	565
1 Glas Milch, 250 ml, 3,6 %	157	657
1 Glas Buttermilch	90	377
1 Becher Joghurt, natur, 3,6%, 150 g	100	420

	Kcal	Joule
1 Fruchtjoghurt, 150 g	150	640
1 Joghurt, natur, mager, 150 g	60	251
1/4 l. Österr. Weißwein, grüner Ventliner	154	645
1/4 l. Österr. Rotwein	186	779
1 Krügel (1/4 l) Bier hell	218	913
1 Krügel Weißbier	200	837
1 Seidel (330 ml) Pils	146	611
1 Seidel alkoholfreies Bier	80	335
1 Glas (2cl) Schnaps, Cognac	44	184
1 Glas (1/4 l) Coca Cola	110	460
1 Glas Limonade	84	352
1 Portion Wiener Schnitzel	420	1758
1 Portion Naturschnitzel	230	963
1 Portion faschierte Laibchen	255	1067
1 halbes Brathuhn	300	1260
1 Forelle, mittelgroß	116	486
1 Portion Kartoffelsalat	280	1172
1 Portion Pommes frites	250	1047
1 mittelgroße Kartoffel	65	272
1 EL Mayonnaise, 80 %	152	636
1 Port. Leberkäse	405	1695
1 Port. Pizza	650	2721
1 Faschingskrapfen	220	921
1 Tafel Schokolade 100 g Vollmilch	556	2327
2 Kugeln Eis	190	796
1 Cornetto (Eskimo)	175	733
1 Handvoll Popcorn	100	420
1 Handvoll Erdnüsse	90	378
1 Stück Kartoffelchips	10	42
1 Stück Apfelstrudel (aus Strudelteig)	365	1528
1 Portion Schlagobers (ungesüßt)	140	586
100 g Emmentaler 45 %	382	1604
100 g Tilsiter 30 %	270	1134
100 g Topfen mager	73	306
100 g Topfen 40 %	160	672

Tab. 11: (auszugsweise aus: G. Broscheit et al. (Hrsg.): Kalorien ABC Österreich, Orac Verlag, Wien 1988)

J. Budwig empfiehlt bei Krebskrankheiten die tägliche Einnahme von *Topfen mit kaltgepreßtem Leinöl* (mit dem Mixer vermischen). J. Budwig: Krebs ein Fettproblem. Hyperion Verlag 1956. V. Rinkzebrink (1991) beschreibt ausführlich eine „Krebsdiät".

Die verschiedenen atonischen, fetten, ernährungsbedingten Verformungen des Bauches, Beckens und der Wirbelsäule (er hat keine Wirbelsäule = keinen Halt im Leben) ziehen nicht nur ästhetische, sondern auch gesundheitliche Folgen nach sich.

6. Bauchformen, Haltungs- und Verdauungsstörung

Formen des menschlichen Bauches und ihre Geschichten spiegeln sich auch im Gesicht der Menschen mit überlasteter *und gestörter Darmfunktion. Betrachten Sie sich nackt vor einem großen Spiegel in lässiger Haltung von allen Seiten! Sie werden die Diagnose über Ihren Darm und daher auch über Ihr Immunsystem selbst machen können.* Die Lebewesen ohne Dickdarm (unter anderem die Schildkröten) leben sehr lange.

F. X. Mayr und seine Nachfolger haben eine zwei bis dreiwöchige *Fastenkur* (Milch, trockene Semmeln, Kräutertees, Bauchmassage) zur intensiven Darmreinigung, zur Stärkung des Immunsystems eingeführt. *Wir haben eine ambulante Darmreinigung mit rektaler und peroraler Sauerstoff-Anwendung, Bauchmassage auf dem Trampolin, Einschaltung eines Fastentages pro Woche,* eine spezielle Schwitzkur, gleichzeitig gezielte Gaben von Vitaminen, Spurenelemente, essentiellen Aminosäuren, Ausgleich und Unterstützung von Leber, Niere und anderen Organen mit Biotherapeutika *zur Stärkung des Immunsystems im Rahmen der* O_2ITh/H_2O *begründet.*

Klassische Bücher über die *Vollwertkost-Ernährung* sind von M. O. Bruker (1989), U. Böhmig (1988), J.G. Schnitzer (1989) geschrieben.

Über eine entlastende Wirkung bei Verdauungsbeschwerden durch die Trennung von Kohlehydraten und Eiweiß (also Fleisch ohne Teigwaren) berichtet Hay in seiner *„Trennkost-Diät"*.

Bei der *Rotationsdiät* wird ein Nahrungsmittel nur im Abstand von vier Tagen eingenommen (J. K. Juchheim und J. Poschet, 1988).

Wir testen die in Frage kommenden *Nahrungs-Allergene* mit der Elektro-Akupunktur. Diese werden dann für eine gewisse Zeit bei der Ernährung ausgeschlossen. Damit bessern sich oft alle Beschwerden, die vom autoaggressiven Verhalten des Immunsystems herrühren.

Sehr wichtig sind die Ausführungen von L. Wendt (1988) über *Eiweißspeicherungs-Krankheiten* (die ähnlich sind wie die von Radikalen verursachten). Er empfiehlt, tierisches Eiweiß zu meiden.

Fleisch enthält außerdem oft Hormone oder Streßhormone (Tierquälerei, Massenschlachthöfe!).

Es gibt keine Wunderdiät gegen verschiedene Krankheiten (Rheuma, Allergie oder Krebs ...).

Es gibt nur eine vollwertige oder eine minderwertige Ernährung.

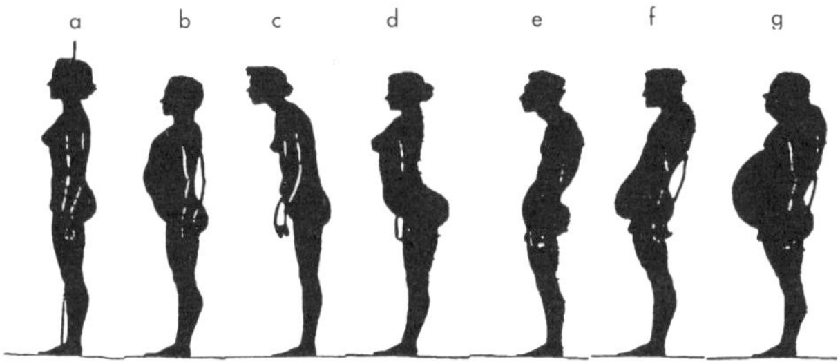

a. normale Haltung
b. "Habt-Acht"-Haltung bei Muskelstärke
c. Anlauf-Haltung "Bauchweh-Haltung"
d. Enten-Haltung
e. lässige Haltung mit Rundrücken
f. Sämann-Haltung "Birnenbauch" androider Typ
g. Großtrommelträger-Haltung mit Buckelbildung "Apfelbauch" besonders gefährdet für Herz-Kreislaufstörungen

Chronische Verdauungsschäden mit Gas-Kot-Bauch führen zu Bauchvergrößerung. Aufgrund eines Stabilitätsausgleiches kommt es zur Fehlhaltung und Verkürzung der Wirbelsäule. Vergiftung durch Abbau-Produkte schädigt das Immunsystem.

Symptome von Verdauungsbeschwerden: belegte Zunge, Verstopfung, Aufstoßen, Blähungen, später Veränderung des Gesichtsausdruckes, Wirbelsäulen-Beschwerden, Organ-Erkrankungen.

Bild 13: Bauchformen und Haltungsstörungen
(nach E. Rauch: Die Darmreinigung. Haug Verlag 1976)

Mein Freund R. G. Seeger prüfte jedes Essen wegen der vielseitigen Umweltbelastung auf Tauglichkeit mit einer wissenschaftlich nicht belegten Methode, mit dem Pendel. Er erlebte in geistiger Frische ein hohes Alter.

Nichtdomestizierte Tiere und Naturmenschen prüfen mit ihren sechs Sinnen alles, was als Nahrung in Frage kommen kann, auf Genießbarkeit und Unschädlichkeit. Sie werden kaum vom Essen krank oder selten dick. Nur der zivilisierte Mensch hat diesen Abwehrmechanismus verlernt, obwohl er ihn besonders heute bei immenser Umweltbelastung und Denaturierung der Lebensmittel bräuchte. Er wird dadurch dick und krank.

7. Verschiedene Maßnahmen, Vitamine und Mineralien

Alle Funktionen der Zelle sind vom *Säure-Basen-Gleichgewicht* abhängig und laufen optimal bei einem neutralen pH-Wert von 7 ab. Durch permanenten Streß, bei zu „saurer" Ernährung und mangelnder basischer „Sonnenkost" (pH größer als sieben) kommt es zur *Übersäuerung* (pH kleiner als sieben), man fühlt sich „sauer". Eine Übersäuerung des Körpers führt zur Verschlackung, zu Sauerstoffmangel, zur Entgleisung von Radikalen, eine Abwehrschwächung und verschiedene Krankheiten und Beschwerden sind die Folge (siehe Seite 140). Die tägliche *Messung des pH-Wertes des Speichels* mit einem Lakmuspapier („Neutralit" Art 9564, pH 5,5 - 9.0, Fa. Merck) in der Früh, nüchtern, gibt Hinweise auf die Gefahr einer eventuellen langzeitigen Übersäuerung (wenn pH-Wert über mehrere Tage lang unter sieben liegt). Unternehmen Sie dann verschiedene *Maßnahmen* wie Sonnenkost, Bewegung, Therapien gegen Radikalenentgleisung bzw. konsultieren Sie einen Arzt.

Das Wichtigste bei der „Wunderernährung" scheint das psychologische Element zu sein. Essen und Trinken mit allen sechs Sinnen: betrachten, auswählen, inkorporieren *und genießen,* nicht nur als Sättigung und Durstlöschen, sondern als ein wohltuender Eustreß mit Ausschüttung der Endorphine gegen den Disstreß.

Also guten Appetit und Prost!

Bei der Firma Bio-Quelle, A-4400 Steyr, erhalten Sie Gesundheitstip Nr. 17: „*Krisenzeiten-Bevorratung*", welche Vorsorge können Sie bezüglich der Ernährung treffen.

Das Buch „Fit für's Leben" des Ehepaares Diamond (1986) sollte mit einer Kombination von Sonnenkost und Trennkost für ein dauerhaftes Abnehmen sorgen. In der Wohlstandsgesellschaft ist das Problem Übergewicht, in Notstandszeiten Untergewicht! Anorektikerinnen (Magersucht) leben in einem emotionalen Notstand. Dicke befriedigen ihre Gefühle und Wünsche mit Essen.

Bei Senioren, bei Übergewicht, besonders bei chronisch Kranken mit Darmbeschwerden und Blähungen sind die Verdauungs-Säfte, die Bauchform und das Immunsystem ungünstig verändert. Im Darm liegen zwei Drittel der Körper-Abwehr. Hier ist die TRENNUNG des Eiweißes von den Kohlenhydraten bei einer Mahlzeit, besonders am Abend (18 - 19 Uhr) vorteilhaft (Walb. L. et I. 1979).

LEBENSSPENDENDE VITAMINE

man braucht sie zum Leben wie Sauerstoffionen, Wasser und Liebe

Vitamine – Funktionen	**Vorkommen** besonders in
Vitamin A (Retinol), Radikal-Scavenger-Antioxidans, beteiligt am Sehprozeß, am Wachstum, Aufbau und Funktion von Haut- und Schleimhäuten	Hühnerleber, Rindsleber, Lebertran, Aal, Grünkohl, Löwenzahn, Möhren, Camembert
Beta Carotin (Vorstufe von Vit. A) Radikal-Scavenger	Kartoffel, Karotten, Spinat, Grünkohl, Melonen, Aprikosen
Vitamin D (Calciferol) reguliert die Aufnahme von Kalzium und die Bildung von Zähnen und Knorpeln	Hering, Sardinen, Lachs, Morcheln, Steinpilze, Champignons
Vitamin E (Tocopherol), Radikal-Scavenger-Antioxidans, schützt die Zellwände	Weizenkeimöl, Sonnenblumenöl, Sojaöl, Sesamöl
Vitamin K (Phyllochinon) wichtig für die Blutgerinnung	Hühnerherz, Hühnerleber, Huhn, Hammelfleisch, grüne Blätter, Darmflora
Vitamin B_1 (Thiamin) wichtig für die Gehirnfunktionen, für Nerven, Muskeln, Verwertung von Kohlehydraten	Erbsen, Sojabohnen, Bohnen, Weizenschrot, Vollkornbrot, Weizenkeime, Haferflocken, Weizen, Naturreis, Leber, Fleisch
Vitamin B_2 (Riboflavin) ist am Stoffwechsel aller Nährstoffe beteiligt, wichtig für Wachstum und Abwehr von Infektionen	Hühnerleber, Huhn, Fische, bes. Lachs, Makrele, Milchprodukte, Champignons, Spinat
Niacin ist am Stoffwechsel beteiligt, wichtig für Gehirn, Nerven, Herz	Sardinen, Lachs, Rindsleber, Huhn, Pilze
Vitamin B_6 (Pyridoxin) unerläßlich für die Verwertung von Eiweiß und für die Nerven	Lachs, Sardinen, Roggen, Grünkohl, Paprika, Avocado, Banane
Folsäure unentbehrlich für die Bildung und Teilung von Zellen	Broccoli, Spinat, Endivie, Grünkohl, rote Rüben, Sojabohnen, Weizenkeime, Bohnen, Erbsen
Pantotheonsäure unerläßlich für die Verwertung der Kohlehydrate, Fett, Eiweiß, am Aufbau der roten Blutkörperchen beteiligt	Hering, Kalbsleber, Hühnerleber, Broccoli
Biotin Wachstumsfaktor, an der Blutgerinnung beteiligt	Leber, Pilze, Broccoli, Wurzelgemüse
Vitamin B_{12} (Cyanocobalmin) als Bestandteil von Enzymen in jeder Zelle	Hühnerleber, Kalbsniere, Makrele, Hering, Lachs, Thunfisch, Blutwurst, Fleisch, Broccoli
Vitamin C, Radikal-Scavenger-Antioxidans, Aktivator des Zellstoffwechsels, benötigt im Bindegewebe, Knochen, Zahnbein; fördert die Heilung von Wunden, Knochenbrüchen	Acerola, Sanddorn, Johannisbeere, Kiwi, Erdbeeren, Paprika, Orangen, Grünkohl, Broccoli

Tab. 12

MINERALSTOFFE

Mineralstoffe	Vorkommen besonders in	erhöhter Bedarf durch	Mangelerscheinungen
Kalium (K) 2 -3 g tgl.	Kartoffel, Sojabohnen Pumpernickelbrot Spinat, Banane Passionsfrucht Johannisbeere	Kochsalz Abführmittel harntreibende Mittel Leistungssport Durchfall	Herzschwäche, Verstopfung Krämpfe, bei Überdosie- rung Nierenschwäche, Schilddrüsenüberfunktion, hemmt antibiot. Wirkung
Calcium (Ca) 1 -1,5 g tgl.	Grünkohl, Spinat, Broccoli Milchprodukte (Joghurt Buttermilch, Parmesan, Emmentaler), Seam Nüsse, getrocknete Früchte	Übersäuerung, Zucker Kochsalz, Kakao tierisches Eiweiß Vitamin C unterstützt die Resorption	Krämpfe, Osteoporose Haarausfall Brüchigkeit der Nägel
Magnesium (Mg) 300 - 400 mg tgl.	Sojabohnen Weizen Haferflocken Mais, Gerste Huhn	Abführmittel harntreibende Mittel Diabetes Leistungssport Weißes Mehl Süßigkeiten	Muskelverkrampfung Herzbeschwerden Beinkrämpfe Durchblutungsstörungen Blutdruckerhöhung, Obsti- pation, Konzentrations- schwäche
Zink (Zn) 15-30 mg tgl.	Fleisch Fisch Vollkornprodukte Milch	vegetarische Ernährung Pille Darmerkrankung Schwermetallbelastung Calcium, Mangan	Insulin ↓ Abwehrschwäche Infektanfälligkeit Hauterkrankungen Brüchigkeit der Nägel
Eisen (Fe) 10-60 mg. tgl.	Melasse Sojabohnen Hirse, Roggen Linsen, Spinat Haferflocken Leber	Menstruation Schwangerschaft, Stillen Leistungssport, Blutspenden Wachstumsalter, schwarzer Tee, wenig Magensäure, Milch ist ein Eisenräuber	Haemoglobin ↓ Sauerstoff ↓ schlechte Entschlackung, Migräne, Konzentrations- schwäche, Mundwinkel- risse, Müdigkeit, Infektan- fälligkeit, Haarausfall
Mangan (Mn) 10-30 mg tgl.	Weizenkeime Haferflocken Roggen Hirse Bohnen	wenig Magensäure Umweltbelastung phosphathaltige Speisen Zink ↑	Osteoporose, schlecht heilende Knochenbrüche Allergie, Asthma, Epilepsie Diabetes, Rheuma, Infektionen

Tab. 13

MINERALSTOFFE

Mineralstoffe	Vorkommen besonders in	erhöhter Bedarf durch	Mangelerscheinungen
Kupfer (Cu) 2 -5 mg tgl.	Leber Austern Hering Emmentaler Garnelen	Alkohol Medikamente Umweltbelastung Schwermetalle Magen-Darm-Trakt- Geschwüre	Infektionen, Blutarmut, Herzrhythmusstörungen Gelenkentzündungen Karies, Lernschwäche Angina pectoris, Antriebs- armut, Schilddrüsenunter- funktion
Molybdän (Mo) 500 mikrog tgl.	Buchweizen, Soja Weizenkeime, Gemüsesaft Knoblauch, Vollwertgetreide		Gicht, Karies, Nierensteine, Impotenz, Abwehrschwäche
Selen (Se) 250-300 mikrog tgl.	Fische Innereien Nüsse, Weizenkeime Vitamin E Knoblauch	Umweltbelastung Schwermetalle Nahrungsmittelbelastungen Radikale	Abwehrschwäche Bluthochdruck, Infarktgefahr, Rheuma, Leberstörung, grauer Star, vorzeitiges Altern
Chrom (Cr) 100-200 mikrogramm täglich	Porre, Zuckermelasse Bierhefe Nüsse Käse Innereien	die „sieben weißen Dinge"	Zuckerabbau ↓ Diabetes erhöhte Blutfette Arteriosklerose LDL Cholesterin ↑
Lithium (Li)	Biotherapeutikum		Depressionen
Vanadium (Va)			Knochen-Zahn-Bildung ↓ Cholesterin ↑
Fluor (Fl)	Fische, Huhn, Wasser, Kartoffeln, Sojabohnen		Calcium-Resorption Knochen ↓ Karies ↑
Jod (J)	Lebertran, Meersalz, Brathering, Kabeljau, Garnele, Lachs, Ananas, Champignons, Feldsalat		Schilddrüsenstörungen
Germanium (Ge)	Mineralwasser		Abwehrschwäche Ge ↑ = Nierenschaden! Vit. B_{12} Mangel, Anämie
Kobalt (Co)	Biotherapeutikum		

Tab. 14

TRENNKOST	
(15% der Ernährung) EIWEISS nicht mit KOHLEHYDRATEN (55% der Ernährung)zusammen essen.	
Gemüse, Salat	SAURE MILCHPRODUKTE
Gemüse, Salat	EIER
Salate, Zitrone	FISCH
Salate, Preiselbeeren	FLEISCH
BROT	Butter, Honig, Marmelade
KARTOFFELN	Butter, Gemüse, Salat
REIS	Butter, Gemüse, Obst
TEIGWAREN	Öl, Knoblauch, Marmelade

Tab. 12: Trennkost

Fett ist ein neutrales Nahrungsmittel und kann mit Eiweiß und Kohlehydraten gemischt werden

Zum Frühstück, Jause, Vesper wird nur rohes Obst und Früchte (einheimische oder exotische) empfohlen. Zum Mittagessen bunte Salat-Gemüse-Platte mit wahlweise Zitronensaft-, Obstessig-, Kräuter-, Joghurt-Marinade. SONNENKOST sollte zwei Drittel der Ernährung ausmachen. Gut kauen, gut verspeicheln, guten Appetit!

8. Reiseapotheke und Hausapotheke

Nach Möglichkeit lassen Sie sich bei Beschwerden oder Krankheiten durch Ihren Arzt untersuchen und beraten. Die Verordnungen von Ihrem Arzt sollen Sie einhalten. Die hier für Erwachsene angeführten Medikamente betrachten Sie nur als einen allgemeinen, unverbindlichen Vorschlag, konsultieren Sie daher diesbezüglich Ihren Arzt.

Wenn keine Dosierung oder Erklärung angegeben wird, sollen Sie laut Anweisung (= lt. A.) des Beipackzettels bzw. des Apothekers vorgehen. Nehmen Sie an einem Tag nie mehr als sechs verschiedene Mittel und nie auf einmal, sondern mit Zeitabstand nacheinander. Trinken Sie immer reichlich gutes Wasser und sorgen Sie für Stuhlgang. Die hier angeführten Mittel sollten Sie nicht mehr als zehn Tage lang einnehmen. Achten Sie auf das Ablaufdatum des Mittels, die biologischen Mittel sind meist länger haltbar.

Für viele Beschwerden oder Krankheiten gibt es einen *speziellen Tee oder Säfte.* Fragen Sie Ihren Apotheker. Auch in diesem Buch finden Sie diesbezüglich nützliche Hinweise (siehe Tab. 6 und 7, Seite 60 und 61).

Entzündungen, Erkältung, Schmerzen
C-Vitamin, Firma Roche: 1 - 2 x tgl. mit viel Flüssigkeit
Aspirin C (Brausetabletten), Firma Bayer - Kopfschmerz,
Erkältung: 1 - 2 x täglich 1 Tablette
Metavirulent - Erkältung, Vorbeugung: 3 x täglich 10 - 20 Tropfen
Bronchalis Heel - Husten: 3 - 6 x tgl. 2 Tabletten
Wick-Vapo-Rupp - zum Einreiben: 1 - 3 x täglich.
Nasivin - verstopfte Nase bei Schnupfen: 2 - 3 Sprühstöße täglich
Otalgan - Ohrenschmerzen
Refobacin - Augentropfen bei bakteriell entzündeten Augen, sonst Kamillentee Augenbad.
Franzbranntwein (Diana mit Menthol) für Einreibung bei Muskel- und Gelenkschmerzen

Vitamine, Spurenelemente
Supradyn, Fa. Roche: 1 x täglich 1 Tablette
Redoxon, Fa. Roche: 1 - 3 x täglich 1 Tablette in Wasser gelöst

Cal-C-Vita., Fa. Roche - bei Krämpfen: 1 - 2 x täglich 1 Tablette
A-E Mulsin, Fa. Muli: 1 x täglich 10 Tropfen
Magnesium Verla - bei Krämpfen: 1 - 2 x täglich 1 Tablette
Lebertran Kaps. 3 x täglich.

Herz-Kreislauf

Cralonin- Fa. Heel bei Herzschmerzen: 3 - 6 x tgl. 8 Tropfen (mit Magnesium nehmen)
Crataegutt, Fa. Astroplant - als Herzstärkung: 3 - 6 x täglich 10 Tropfen
Glonoinum Homaccord Fa. Heel - bei Herzunregelmäßigkeit: 3 - 4 x täglich 8 Tropfen (mit Magnesium nehmen)
Venoruton retard, Fe. Gebro - bei Venenbeschwerden, Hämorrhoiden: 1 x täglich (auch vorbeugend vor den Reisen)
Bei langen Flügen, Autofahrten ist es günstig, die Beine und den Körper öfters (jede Stunde) zu bewegen. Essen Sie im Flugzeug wenig, trinken Sie keinen Alkohol, aber viel Wasser.

Verdauung

Verdauungs-Galle-Leber-Tropfen (Mag. Doskar, Wien) - Verdauungsbeschwerden: 3 x täglich 10 Tropfen vor dem Essen ein Stamperl von einem Digestiv nach dem Essen (zum Beispiel: Fernet Branca, Cynar, Karlsbader Becherovka, Gammel Dansk, in den Tropen abends Wodka, Gin)
Chelidonium Homaccord - Fa. Heel - bei Gallenblasenbeschwerden: 3 x tgl. 8 Tropfen
Dulcolax oder Pursennid - Abführmittel bei Verstopfung (lt. A.)
Bioflorin - bei Durchfall (auch vorbeugend) 3 x täglich 1 Kapsel, außerdem Diät einhalten, schwarzer Tee etwas gesalzen, schluckweise Cola. Aufbau mit Reissuppe, Karottensuppe.
Imodium Kapsel - bei schwerem infektiösem Durchfall

Harntrakt

Berberis Homaccord, Fa. Heel - bei Nierensteinen 3 - 6 x täglich 8 Tropfen, reichlich trinken
Nieren-Blasen-Tropfen (Cosmochema) - bei Blasenentzündung: 3 - 6 x täglich 10 Tropfen

Furadantin retard - starke Nieren-Blasenentzündung
Urosin 300 - bei Gichtanfall (lt. A.)

Allergie

Clarytin 10 mg - Antihistaminikum bei allgemeiner Allergie (lt. A.)
Livosin Tropfen - bei allergischen Augenbeschwerden (lt. A.)
Livosin Spray - bei allergischen Nasenbeschwerden (lt. A.)

Salben

Traumeel Salbe, Fa. Heel - bei allen Hautaffektionen
Hirudoid Salbe, Fa. Luitpold - zur Resorption von Blutergüssen oder Hämorrhoiden
Day Long 16 (Sonnenschutzcreme und Lippenstift), Sonnenbrandsalbe

Verbandsmaterial

2 elastische Binden, 2 Schnellverbände, Hansaplast, Watte, ein kleines Fläschchen mit Desinfiziens (notfalls konzentrierter Alkohol)

bei den Reisen

alle prophylaktischen Impfungen (besonders gegen Hepatitis A) rechtzeitig durchführen.
gute UV-filtrierende Sonnenbrille, Sonnenhut (-kappe),
trinken Sie Wasser nur aus originalverschlossenen Flaschen (auch zum Zähneputzen)
keine Eiswürfel oder ungeschältes Obst, keine Salate, absolute Hände-Körper-Hygiene,
Mückenprophylaxe (Elektrostecker mit natürlichem Mittel, möglichst Moskitonetz)
Echnatol B oder Akupressur Knopf-Armband - bei Reise-, See-Krankheit

IX. Das Wunder der Entspannung

„Wenn wir mit dem Partner und der Umwelt anders umgehen, werden auch die Anderen mit uns anders umgehen. Dann kann die Aggression zu einer Energiequelle werden, die uns hilft, Konflikte zu lösen und unseren Weg zu meistern Gegenüber der Anspannung bei Streß und Aggression ist Entspannung eine heilende, beglückende Polarität."

„Gott gebe mir die Gelassenheit, die Dinge hinzunehmen, die ich nicht ändern kann. Den Mut, die Dinge zu ändern, die ich ändern kann und die Weisheit, das eine vom anderen zu unterscheiden."

Am menschlichen *Schicksal* und der *Lebensqualität* beteiligen sich maßgeblich folgende *6 Dinge*

1. Kosmische Codierung (= Tendenzen)
2. Genetische Codierung (= Vererbung)
3. Umwelteinflüsse
4. *Lebensweise (Denkweise,* Arbeitsweise, Ernährung, Lebensstil)
5. Soziale, ökonomische, kulturelle, gesellschaftliche Verhältnisse (industrielle Konsumgesellschaft beziehungsweise Gesellschaften in Entwicklungsländern)
6. Die Zeit der Krisen, in der wir leben (Zeitalter des Wassermanns)

Für die *aktive Gestaltung unseres Lebensweges* bleibt uns eigentlich nur Punkt vier, um maßgeblich ändernd einzugreifen.

Auf unserem gestreßten *Lebensweg* können wir uns durch *sechs Gesellen* begleiten und erquicken lassen und so unsere Lebensqualität verbessern:

1. Ganzheit (Kosmos-Natur-Mensch-Gesellschaft-Körper-Seele-Geist)
2. *Gesundheit*
3. Geselligkeit
4. Gleichgewicht (zwischen Harmonie und Disharmonie - Ordnung und Chaos)
5. Geborgenheit
6. *Gelassenheit* und Humor

Gesundheit ist nicht alles, aber ohne Gesundheit ist alles nichts.
Im gesundem Körper wohnt ein gesunder Geist.
Wer nicht lacht, wird ausgelacht.

Zu den klassischen *sieben „Todsünden"* des Menschen:
Stolz, Herrschsucht, Betrügerei, Neid, Zorn, Maßlosigkeit, Geiz, sind im Zeitalter des Wassermanns die unnatürliche Lebensweise und besonders die unnatürliche Denkweise hinzugekommen, die ebenso als starke Stressoren gelten.

Regel: Das Weltbild und die Position, die Sie hier auf dem überfüllten, pannenreichen, kosmischen Schiff „Erde" einnehmen, werden in früher Kindheit gebildet. Später bedarf es harter Arbeit, etwas zu ändern. Aber alles *ändert sich*, auch wir selbst, *wenn das Denken und die daraus folgenden Taten sich ändern.*
Zur *Lebensqualität* gehört:
1. Gute Gesundheit und gesunde Umwelt
2. Sättigung von physiologischen und zivilisatorischen Bedürfnissen, ohne damit der Natur und den Menschen zu schaden.
3. Sicherheit und Geborgenheit für sich und andere
4. Selbstachtung und soziale Anerkennung
5. Freiheit und Selbstentfaltung
6. Harmonie in Partnerschaft, Familie, Arbeit, Gesellschaft, Philosophie, Religion
7. Liebe (Tao, Menschen, Umwelt, Natur, Kultur). Einem Menschen, einer Aufgabe dienen.

Viele handeln aber nach dem sogenannten *Murphy Gesetz*: „Wenn etwas schiefgehen kann, dann wird es auch schiefgehen. Folgerung: Nichts ist so leicht, wie es aussieht. Die Natur ist ein böses Weib" (A. Bloch, 1983).

1. Streß

Wahrnehmen und fertigwerden mit allen „Dingen"(=Stressoren) ist eine der lebenswichtigen Reaktionen des Menschen.
Optimale Bewältigung der Streßreaktion gehört zu individueller und kollektiver Intelligenz.

„Fight or Flight“ -Taktik (kämpfe oder fliehe) ist heute in der Industrie-Gesellschaft nicht immer und komplikationslos durchführbar (eine Ohrfeige geben, Familie verlassen ...).

Es gibt sehr viele Stressoren, eine Streßreaktion und zwei Streßqualitäten:

A. Den „guten“ angenehmen, stimulierenden, ausgleichenden, notwendigen Streß nennen wir *Eustreß* (Flirt, Liebe, Wohltätigkeit, Altruismus, Sex, kulturelles Erlebnis, Naturverbundenheit, Trampolin-Schwingungen, Wasser und Sauerstoff-Ionen, Sauna, Golf, Schach gegen einen Computer spielen, Lachen, Humor, mäßige Arbeit, vernünftiges Essen und ähnliches). Hier werden beglückende Endorphine zur Belohnung ausgeschüttet.

B. Der „böse“ Streß, der *Disstreß*, wird durch folgende Stressoren hervorgerufen: elektromagnetische Stressoren: wie Elektrosmog, Radioaktivität, chemische Stressoren: Luftbelastung, Smog, Nahrungsmittelbelastung, Trinkwasserverseuchung, biologische Stressoren: infektiöse Krankheiten, mechanische Stressoren: Autounfall, soziale Stressoren: Hunger, Durst, Obdachlosigkeit, Arbeitslosigkeit, Konkurrenz, Massen, Autostau, Überfall, Vergewaltigung, Mißhandlung, Raub, Betrug, Krieg ..., psychische Stressoren: Angst, Furcht, Veränderung, Unsicherheit, Ärger, Frustration, Umweltprobleme, Arbeitsprobleme, Verfolgung, Trennung, Untreue, Eifersucht, Einsamkeit ...

Der größte Stressor von allen Stressoren ist das eigene Denken, Vorstellungen und Gefühle (durch Angst kann man sterben, als Beispiel Woodo-Tod).

Die Stressoren unterliegen folgenden Gesetzmäßigkeiten:

1. Kumulation - Anhäufung mit verstärkter Wirkung
2. Rangordnung der Stressoren in der Pyramide ist individuell (siehe Bild 14)
3. Beim Überschreiten der Kompensationsfähigkeit bei der Bearbeitung der Stressoren kann auch ein „lächerlicher“ Stressor zum Umkippen oder zu inadäquater Aggression oder zu körperlich-seelischer Dekompensation führen.
4. *Maßgebend* ist die persönliche Bewertung und Bearbeitung des Stressors und seine Bewältigung als eine *Anpassungsreaktion im Lebenskampf.*
5. Stressoren führen zur Bildung von *Radikalen.* Bei einem schwachen Scavengersystem schädigen sie im Sinne psychosomatischer Beschwerden, respektive Krankheiten des Immunsystems den Organismus.

HIERARCHIE-PYRAMIDE
der Stressoren und ihre Gesetzmäßigkeiten

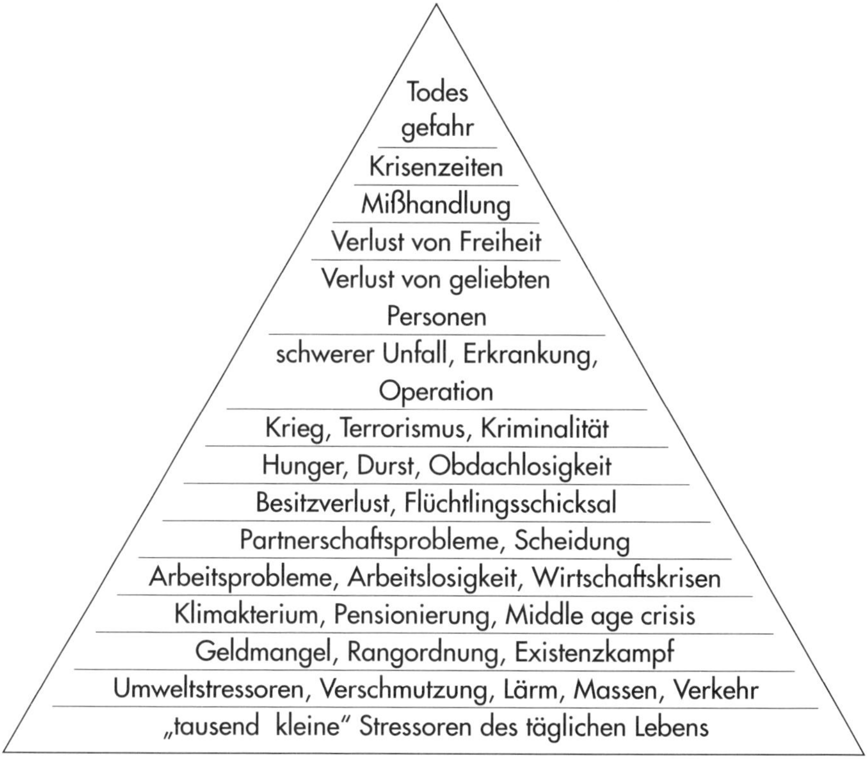
Todes
gefahr
Krisenzeiten
Mißhandlung
Verlust von Freiheit
Verlust von geliebten
Personen
schwerer Unfall, Erkrankung,
Operation
Krieg, Terrorismus, Kriminalität
Hunger, Durst, Obdachlosigkeit
Besitzverlust, Flüchtlingsschicksal
Partnerschaftsprobleme, Scheidung
Arbeitsprobleme, Arbeitslosigkeit, Wirtschaftskrisen
Klimakterium, Pensionierung, Middle age crisis
Geldmangel, Rangordnung, Existenzkampf
Umweltstressoren, Verschmutzung, Lärm, Massen, Verkehr
„tausend kleine" Stressoren des täglichen Lebens

Bild 14

6. *Das Leben ist voll von Stressoren. Unser Überleben hängt vor allem von unserer Denk-, Lebens- und Ernährungsweise ab.* Bei maximaler Streßbelastung beachten Sie die Maßnahmen gegen Radikale und gegen Stressoren (siehe S. 37-39).
7. Eine Anhäufung von Stressoren führt zu *Krisenzeiten, die Bremswirkung der Kultur auf das Ur-Verhalten des Menschen wird geschwächt:* Unter der dünnen Kultur-Schicht des „zivilisierten Menschen" schlummert ein Wesen mit Emotionen und aggressivem Ur-Verhalten eines Steinzeit-Ur-Menschen (siehe S. 74, Bild 8).

2. Die sieben Regeln gegen den großen Streß Zeitmangel:

1. Verplanen Sie nicht mehr als 80 Prozent Ihrer Arbeitszeit.
2. Denken Sie an eine „freie" Stunde täglich.
3. Machen Sie Ihre Planung schriftlich und exakt, dulden Sie keine Zeitfresser (lange Telefonate, unerwartete Besucher ...)
4. Setzen Sie Prioritäten, delegieren Sie die Arbeit. Konzentrieren Sie sich auf einen Punkt nach dem anderen. Vertrauen ist gut, Kontrolle ist besser. Lernen Sie den Arbeitsaufwand richtig kalkulieren.
5. Motivieren Sie sich selbst und Ihre Mitarbeiter, Anerkennung ist wichtig. *Der Beruf ist Eustreß - ein Job Disstreß!*
6. Stehen Sie rechtzeitig auf. (Den Weg zeitlich ausreichend berechnen. Am besten fahren Sie mit öffentlichen Verkehrsmitteln, mit dem Fahrrad oder gehen zu Fuß, wenn es möglich ist).
7. Arbeiten Sie ohne Hektik und mit fröhlicher Stimmung. Machen Sie kurze Pausen zur Lockerung des Bewegungsapparates und trinken Sie ausreichend mineralarmes Mineralwasser (besonders in Räumen mit Zentralheizung oder Klimaanlage) (siehe Wasser-Ionen-Anwendung). Wenn Sie Probleme in Ihrer Partnerschaft haben, haben Sie wahrscheinlich auch Probleme mit sich selbst und mit den Mitmenschen. Die Partnerschaft ist ein Beispiel für eine polare Auseinandersetzung (J. Willi 1988). Solange die Geschlechtskriege andauern, verschwinden auch die Kriege nicht!

3. Ratschläge für Partnerschaft

1. *Reden Sie und hören Sie zu.* Beachten Sie Körpersprache und Stimme.
2. Klären Sie, was zwischen Ihnen gestört ist.
3. Vergleichen Sie Ihren Zustand nicht mit der Verliebtheit, alles verändert sich und auch Sie müssen sich verändern.
4. Jeder von Ihnen hat sein Recht und nur im Sinne der dialektischen polaren Gesetzlichkeit (Synthese) kommen Sie vorwärts.
5. Lesen Sie das Buch von Jürg Willi über Beziehungen, ein Buch über Tao der Liebe und das Kamasutram, schauen Sie sich erotische Filme an, mit Ihrem Partner zusammen. *Jede dritte Ehe wird geschieden. Nur jedes achte Paar ist*

im Bett glücklich, wobei körperliche Liebe als Klebstoff der Partnerschaft gilt.

6. Lassen Sie alle Mitglieder der Familie sich äußern und reden. Seien Sie *demokratisch* und als Partner und Freund sollten Sie keine Ansprüche an die Hierarchie machen.
7. Bevor Sie zum Anwalt gehen, suchen Sie eine psychologische Beratungspraxis auf. Bei einer Streßreaktion ist die Bewertung der Streßsituation und die Bearbeitung der Streßreaktion maßgebend. Streß stellt eine allgemeine Anspannung dar, *permanente Kampfhaltung oder dauernde Flucht machen unglücklich und krank.* Hier helfen besonders

4. Methoden der Entspannung

1. Intensive Körperbewegung mit Schwitzen zur Ausleitung der Streßhormone, Gymnastik, Sport.
2. Lachen, Singen, Pfeifen, Tanzen, Erotik und Sexualität, ausgeglichene Familie, Partnerschaft, Freunde, Beruf, Hobby, Vereinsleben, Clubs, Musik, Kulturerlebnisse, Wohltätigkeit, Dienen dem Mitmenschen.
3. Frische Luft (Sauerstoff und negative Ionen), Naturerlebnisse.
4. Trinken von kühlem einwandfreiem Wasser, Hände und Gesicht kühl abwaschen oder Nase durchspülen, Duschen, Baden, Sauna.
5. Lebensmittel, Obst, Gemüse, Salate mit vielen Vitaminen, Spurenelementen und Ballaststoffen (Apfel, Sauerkraut, rote Beete, Joghurt, Kefir, Topfen, Vollkornprodukte).
6. Ausgiebiger Schlaf und Siesta.
7. Scavenger gegen Radikalen-Entgleisung sind Antistreß-Mittel (C-Vitamin- und Magnesium-Cocktail, Apfel, rote Beete Saft, Orangensaft, Banane, Knoblauch, Zwiebel, Soja-Produkte und magere-saure Milchprodukte (wie Joghurt, Kefir, Topfen).
8. Negativ ionisierter Sauerstoff und positiv ionisiertes Wasser, Akupunktur, Colortherapie (grün, blau, violett).
9. Spezielle Techniken zur Entspannung: Autogenes Training, respiratorisches Biofeedback.
10. Die Liebe.

5. Schlaf und Maßnahmen bei Schlafstörung

Der Mensch kann nur cirka 10 Tage ohne Schlaf auskommen.

Ein ausgiebiger, regelmäßiger Schlaf ist eine wesentliche Voraussetzung für die Stärkung unseres *Immunsystems.* Nach einer einzigen schlaflosen, durchwachten Nacht sinkt die Zahl der Tumor-Killerzellen um ein Drittel. Nur im Tiefschlaf wird das Wachstumshormon ausgeschüttet, die Kinder wachsen im Schlaf. Deswegen müssen Neugeborene und kleine Kinder auch genug schlafen.

Schlaf macht schön und gesund, durch Freigabe von Melatonin.

In den letzten zwanzig Jahren hat die durchschnittliche Schlafmenge (8 - 9 Stunden pro Nacht) durch zuviel Streß (Aktivitäten, Fernsehen, Nachtarbeit) um 30 Minuten abgenommen. Leistungsmäßig gibt es Frühaufsteher (Lerchen) und Nachtmenschen (Eulen, Morgenmuffel).

Napoleon schlief angeblich nur drei bis vier Stunden, Goethe schlief zwölf Stunden täglich.

Heute leiden rund 20 % der Menschen, besonders ältere Menschen an Ein- und/oder Durchschlafstörungen.

Für Allergiker ist eine spezielle Bettwäsche (Überzüge über Matratze, Tuchent und Kopfpolster), die Milben und deren Kot nicht durchlassen, empfehlenswert (Innovall-Pharma, D-40885 Ratingen, Fa. Epipharm, A-4060 Linz, Fa. Teomed AG, CH-8606 Greifensee).

Maßnahmen bei Schlafstörungen

1. Physiologisch ausgerichtetes Bett und Bettzeug (keine Federkernmatratze, Bett auf geopathisch freien Platz stellen oder entstörten Platz durch Entstörungsmatte „Stralex“-System Oppitz, A-6060 Hall/Tirol)
2. Jeden Tag zur selben Zeit schlafen gehen und zur selben Zeit aufstehen
3. Morgen- und Abend-Bettgymnastik; auch bei Erwachen während der Nacht, denn oft ist ein Sauerstoffmangel die Ursache der Schlafstörung.
4. Außer Liebe keine andere Tätigkeit im Bett (nicht Lesen, Debatten führen, essen, Fernsehen)
5. Machen Sie keinen Mittagsschlaf oder Siesta (wenn Sie keine Schlafstörungen haben, ist gegen einen kurzen Mittagschlaf nichts einzuwenden)
6. Genuß von Alkohol am Abend unterdrückt die sehr wichtigen Tiefschlafphasen (nach dem Einschlafen) und die Traumphasen (gegen den Morgen).

Essen Sie drei Stunden vor dem Schlafengehen nichts mehr!

7. Trinken Sie reichlich reines, natürliches Trinkwasser über den Tag verteilt.
8. Wenn Sie nachts aufwachen und nicht mehr einschlafen können, dann stehen Sie nach 10 Minuten auf, gehen in ein anderes Zimmer, machen Sie ein paar gymnastische Übungen, trinken Sie ein kleines Glas Wasser, suchen Sie die Toilette auf und legen sich wieder ins Bett. Lesen Sie nicht und schauen Sie nicht fern.
9. Machen Sie *autogenes Training oder transzendentale Meditation* für etwa zehn bis zwanzig Minuten, rollen Sie sich anschließend in Ihre Schlafposition.
10. Geraten Sie nicht in Panik oder Verzweiflung. Der Schlaf läßt sich nicht erzwingen! Denken Sie an etwas Schönes, träumen Sie über etwas, das Ihnen Spaß macht, genießen Sie die Geborgenheit und die Entspannung im Bett.
11. Wachen Sie öfters immer zur gleichen Zeit in der Nacht auf, kann dies auch auf eine mögliche energetische Schwäche eines Organs nach der Organuhr hinweisen. Dieses Organ sollte man homöopathisch stärken.
12. Bei hartnäckigen Schlafstörungen lassen Sie sich von einem ganzheitsmedizinischen Fachmann und/oder Psychologen beraten.
13. $O_2ITh/H_2O/I$. Engler als Kur
14. Detensor System vor dem Zubettgehen anwenden
15. O_2IH_2O trinken, aber nicht nach 18 Uhr, sonst könnte es bei empfindlichen Personen zu Einschlafstörungen kommen.

6. Psychosomatik

Psychosomatische Erkrankungen (siehe Tabelle 15):

Jeder Stressor führt zu einer Streßreaktion. Bei jeder Streßreaktion entstehen Radikale. Bei schwachen Scavengern und besonders bei falscher Denkweise kommt es zu einer Radikalen-Entgleisung. Das Abwehrsystem – das Immunsystem wird überfordert.

Es entstehen anfangs funktionelle, vorübergehende Beschwerden, später könnte es zu einer Immunschwäche oder zu sogenannten Autoimmunaggressionen kommen (vgl. Bild 14 und Bild 15 über Störungen der Streßreaktion und des Immunsystems).

Bei chronischem Unterdrücken der Aggressionen oder der Unmöglichkeit der Flucht richtet sich die abgeblockte Körperenergie gegen den eigenen Körper. Es entstehen Autoaggressionsmechanismen.

Autoaggressionsmechanismen:

Anstatt Kampf (Ohrfeige = Schmerz austeilen), anstatt Flucht (Verlassen der Familie = Bewegung) verursacht die nicht verbrauchte, angestaute Energie im eigenen Körper Muskelverspannungen, Kopfschmerzen, Gliederschmerzen, Wirbelsäulenbeschwerden, Rheuma, Arthrosen und anderes.

Schmerz ist öfters eine Folge der nach außen abgeblockten Aggression, die einem Partner, den Eltern oder einem Vorgesetzten zugedacht waren.

Manche *„schwache" Frauen*, die schon als Mädchen durch die Erziehung zur Unterdrückung der Aggression gezwungen wurden, leiden öfters an den Folgen von abgeblockter Aggression und „bestrafen" den „starken" Mann an seiner empfindlichsten Stelle, beim Sexualleben, mit verschiedenen psychosomatischen Beschwerden. Ich bin müde, ich habe Migräne, Kreuzschmerzen bzw. verschiedene gynäkologische oder klimakterische Beschwerden. Sexualität bei beiden Geschlechtern ist nicht alters-, müdigkeits- usw. sondern beziehungsabhängig. *Bei jeder Krankheit prüfen Sie Ihre Beziehung zur Umwelt.*

Manche *Männer* verkriechen sich vor der Familie als Workaholiker (= Arbeitssucht) oder Vereinsfanatiker, leiden an der Wirbelsäule, was mit dem Schwingungsmuster der Sexualität nicht vereinbar ist. Später können sie mindestens Prostata-Verhärtung zeigen. Nach dieser Operation sind sie öfters auch tatsächlich impotent.

Einige, meistens wohlhabende, Herren mit *„Midlife Crisis"*, die unfähig sind, mit den Problemen zu Hause fertig zu werden, suchen sich eine jüngere Partnerin, die sie bewundert und gerne ins Bett hüpft, was die männliche Eitelkeit streichelt.

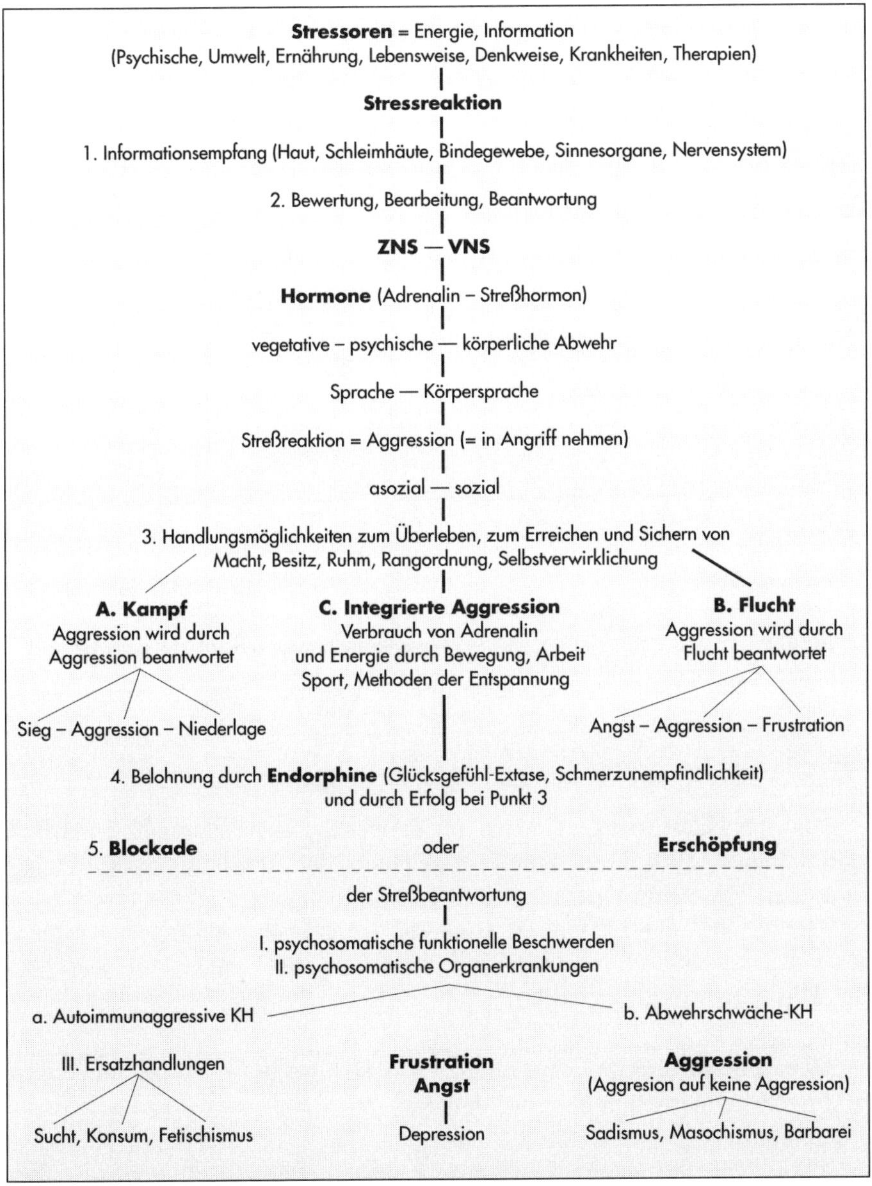

Bild 15: Stressoren, Stressreaktion und ihr Ablauf, Aggression

Psychosomatische Beschwerden oder Krankheiten waren *in der Volksweisheit* schon lange bekannt, z. B.:

Alkoholismus	etwas „runterspülen"
Kopfschmerzen	sich über etwas den Kopf zerbrechen
Gastritis und Magengeschwür	„Unverdautes" liegt im Magen, sauer sein auf etwas.
Herzrhythmusstörung	Herz vor Angst in die Hosen gefallen Herz vor Freude gestolpert
Angina pectoris	Herz aus Stein, Eis, Eisen
Verdauungsbeschwerden	Laus über die Leber gelaufen.
Gallenblasenbeschwerden	Wut
Colitis	vor Angst in die Hosen machen
Leberbeschwerden	Sorgen (frei von der „Leber" weg erzählen)
Nieren- u. Blasensteine	Eifersucht
Wirbelsäulenprobleme	Lebenshalt
Hautprobleme	man fühlt sich nicht gut in der eigenen Haut
Asthma	Kommunikationsprobleme mit Umwelt
hoher Blutdruck	unter Druck stehen
Rheuma	seelische Versteifung, kalte Beziehungen

Tab. 15

Aus ihrer Natur (trotz Geburten, oft doppelter Beschäftigung in der Arbeit und zu Hause, wenig Eustreß) meistern die Frauen den Streß besser als die Männer und überleben sie durchschnittlich um 10 Jahre.

7. Entspannungsmethoden

Als eine hervorragende Entspannung verwenden wir besonders bei Streßfolgen und psychosomatischen Beschwerden das

A. modifizierte autogene Training im Rahmen der O_2ITh/H_2O/nach Engler.
Folgender Text wird in Begleitung einer entspannenden Musik (z. B. Mozart

Klavierkonzert No. 22) über den Kopfhörer dem liegenden Patienten zugespielt. Gleichzeitig wird der ionisierte Sauerstoff (negativ oder positiv, je nach der Reaktionslage) inhaliert und ausgetestete Farben appliziert oder ein anderes integratives Verfahren angewendet:

„Sehr geehrte Patientin, sehr geehrter Patient,

Sie haben das von uns entwickelte aktivierte Wasser, das mit ionisiertem Sauerstoff durchperlt wurde, getrunken. Ein Wasser, welches durch seinen Elektronen- und Photonenreichtum dem Urwasser und der Lebensquelle entspricht, aus dem einmal alles Lebendige entstand und das dadurch entsprechende Steuerimpulse von Ihrem Verdauungstrakt aus einleiten wird. Es erquickt und belebt Sie.

Sie liegen ganz entspannt, vergessen all Ihre Sorgen und Ängste. Legen Sie jetzt Ihre Hände auf Ihren Oberbauch, atmen Sie regelmäßig und ruhig, so wie im tiefen Schlaf.

Jetzt atmen Sie lebensspendenden, ionisierten Sauerstoff, der mit Elektronen angereichert ist, die wichtige Bausteine der Materie sind und Energie für die Funktionen jeder Ihrer Zellen liefern. Lassen Sie diesen Ionen Sauerstoff durch Ihre Lungen, durch ihren ganzen Körper strömen, tanken Sie diesen regulierenden, lebendigen Sauerstoff, Sie sind dadurch Teil des göttlichen Kosmos, angeschlossen an alle Informationen und in Geborgenheit.

Es atmet Sie, es durchströmt Sie. Beim Einatmen stellen Sie sich vor, daß Sie Kraft und Energie einatmen, beim Ausatmen geben Sie alles Verbrauchte, alles Belastende von sich ab.

Ihre Augen werden jetzt immer müder und müder, Ihre Augenlider immer schwerer und schwerer, schließen Sie jetzt Ihre Augen und geben Sie sich ganz Ihrem Körpergefühl hin. Sie fühlen den Atemstrom, er löst Ihre Verspannungen, er kräftigt Ihre Gefäße und verbessert die Durchblutung.

Jetzt ist Ihr ganzer Körper von Kopf bis Fuß angenehm schwer, Sie sind ganz ruhig und entspannt. Die Außengeräusche stören Sie nicht, nicht einmal das Telefon oder Gespräche, Sie sind in Ihrer eigenen Welt, in einer Welt der Ruhe und Geborgenheit. Ihr ganzer Körper wird von einem angenehmen Wärmegefühl durchflutet, Ihr Oberbauch und Ihr Sonnengeflecht sind angenehm warm. Sie spüren wieder die Harmonie von Körper, Geist und Seele. Jetzt strömt der Atemstrom und die angenehme Körperwärme durch all Ihre Organe. Alle Zellen sind gut durchblutet, Sie reinigen und regenerieren sich.

Sie sind ganz ruhig und entspannt. All Ihre Angstgefühle, Selbstvorwürfe, Unsicher-

heiten, Depressionen, Zweifel, Nervosität lösen sich von selbst durch die Kräfte Ihres allmächtigen Unterbewußtseins, das an kosmisches Bewußtsein angezapft ist. Sie atmen ruhig und regelmäßig. Der ionisierte, aktivierte Sauerstoff durchströmt Ihre Lungen, Ihre Gefäße, Ihre Zellen und Organe. Ihr ganzer Körper füllt sich mit Energie an. Das Blut wird gereinigt, die Schlacken abgeführt und ausgeschieden. Ihr Herz schlägt ruhig und gleichmäßig, die Herzkranzgefäße füllen sich mit Blut, das mit ionisiertem Sauerstoff angereichert ist. Ihr Herzmuskel regeneriert sich, Ihr Blutdruck normalisiert sich und Sie sind jeder Belastung gewachsen. Alle Ängste und Sorgen sind weg.

Ihr Immunsystem und die Abwehrzellen tanken den elektronenangereicherten Sauerstoff und benützen diese Energie zur erfolgreichen Immunstimulation. Ihr Körper ist jetzt besser vor jeder Krankheit geschützt.

Alle großen Organe, die Leber, die Niere, die Bauchspeicheldrüse, alle Hormondrüsen, der ganze Verdauungstrakt, besonders die Verdauung und Stuhltätigkeit normalisieren sich und arbeiten optimal. Alle Ihre diesbezüglichen Beschwerden verschwinden und Sie fühlen sich gesünder, leistungsfähiger, fröhlicher und niemand kann Sie negativ beeinflussen.

Die Durchblutung des Gehirnes ist angeregt, das Gehirn leistet mehr, Ihre Konzentrationsfähigkeit steigt, die Nerven sind ruhiger und Sie schlafen wieder gut.

Alle Ihre Sorgen, Ängste, Depressionen, Selbstvorwürfe und Zweifel lösen sich auf. Sie sind optimistisch eingestellt und freuen sich jeden Tag als wäre es der erste Tag.

Der ionisierte Sauerstoff durchströmt Ihre Gelenke, Sie sind gut durchblutet, frei und schmerzfrei beweglich, Sie fühlen den wärmenden Strom an Ihren schmerzenden Stellen, alle Ihre Schmerzen lösen sich auf, Ihre Schmerzen sind weg.

Alle Ihre psychischen Ebenen, das Unbewußte, das Bewußte, das ganze vegetative Nervensystem - Ihr Steuermann - arbeiten ausgewogen und alle Ihre diesbezüglichen Beschwerden, seien Sie auch noch so auffallend, bessern sich und Sie fühlen sich energievoll, ausgeglichen, ohne Ängste und gesund.

Jetzt ist Ihr Körper von Kopf bis Fuß angenehm leicht, regeneriert und schmerzfrei. Sie sind wieder den täglichen Anforderungen und Aufgaben gewachsen. Sie freuen sich über jeden Tag immer wieder aufs neue.

Sie öffnen jetzt Ihre Augen, langsam endet jetzt Ihre ionisierte Sauerstoff-Inhalationstherapie, die wir für Sie entwickelt haben. Sie werden in Ihrem Arbeitsleben und auch in Ihren privaten Angelegenheiten voll von Energie und Selbstbewußtsein sein. Sie vertrauen sich selbst und Ihren Kräften, Sie fühlen sich physisch und psychisch besser und gestärkt."

Der Mensch wird als Einheit von Körper, Seele und Geist verstanden, untersucht und behandelt. Viele Krankheiten (siehe Tab. 15, Bild 15 und 17) haben einen psychischen Ursprung und sind mit psychologischen Mitteln beziehungsweise Therapien und Entspannungsmethoden zu beeinflussen. Es handelt sich um eine psychosomatische Medizin.

„Wie der Mensch, der Lesen gelernt hat, nun lebenslänglich lesen „muß", wenn er Schriftzeichen sieht, wird dem autogen Trainierten eine entspannt gelassene Haltung zur zweiten Natur".

I. H. Schulz, Begründer des autogenen Trainings.

B. Respiratorisches Feedback (rfb), das modifizierte autogene Training oder die Meditation des modernen Menschen (Maharishi Mahesh Yogi, 1969).

Entspannung erfolgt durch Rückmeldung Ihres Atems mit Hilfe eines elektronischen Gerätes, das die Qualität Ihrer Atmung registriert. Über den Kopfhörer wird Ihnen Ihr Atemstrom (ein- und ausatmen) in Form von „Meeresrauschen" oder „Summen" und mit Lichtsignalen über eine spezielle Brille zurückgemeldet. Diese rückgemeldeten Signale werden an die Formatio reticularis in Ihrem Gehirn weitergeleitet und diese sendet steuernde Impulse an Ihre Regelkreise zur Optimierung Ihrer Atmung. *Durch entspanntes Atmen entspannt sich der ganze Körper*, seine vegetativen Funktionen werden wieder regelmäßig (wie bei einer Yoga-Methode) und ausgeglichen, die oben angeführten Verspannungen aus nicht ausgelebten Streßreaktionen und oft auch ihre psychosomatischen Krankheitsfolgen können sich auflösen.

C. Transzendentale Meditation = TM

Diese etwa 5000 Jahre alte vedische Bewußtseinstechnik stammt aus Indien und wurde durch Maharishi Mahesh Yogi weltweit, nicht nur als eine wissenschaftlich begründete Entspannungsmethode mit vielseitigen psychosomatischen Wirkungen, sondern auch als ein unpolitisches und nicht aggressives Mittel zum Weltfrieden verbreitet.

Diese *Methode* zur Erfahrung des „reinen Bewußtseins = Transzendation" wird in den TM-Zentren in einem zwölfstündigen Kurs erlernt und ist einfach:

In bequemer, entspannter Stellung (Lotossitz, Schneidersitz oder Sitzen), bei geschlossenen Augen wird das erteilte Mantra (ein vedisches Wort, zum Beispiel

OM) in sich lautlos wiederholt. Die Wortschwingung des Mantra wird in seiner Frequenz (Schwingung) verstärkt, verkleinert (zum Beispiel *OM* OM *om* om ...) bis sich nach einigen Minuten die Transzendation, das Erreichen des „reinen Bewußtseins" (= die Erfahrung eines universalen, einheitlichen Bewußtseins) einstellt. Es ist ein universelles Feld, in dem die vier Kraftfelder (Gravitation, Elektromagnetismus, starke und schwache Wechselwirkungen) zusammen mit den zugrundeliegenden Teilchenfeldern, die die physikalische Welt aufbauen, in differenziertem, nicht materiellem und doch reellem Zustand koexistieren (wie es zur Zeit des Urknalls existierte, als sich das Universum zu manifestieren begann).

Durch das „reine Bewußtsein" bei der *TM* wird folgendes *bewirkt*:

1. Verlangsamung von Atmung (bis zum Atemstillstand für gewisse Zeit), Puls und Herzfrequenz, Senkung des Blutdruckes
2. Verringerung der Stoffwechselrate um das Doppelte als im Schlaf
3. vermehrte Synchronisation und Kohärenz im EEG (Beta Gehirnwellen)
4. Zunahme des Hautwiderstands und der muskulären Entspannung Abnahme der Noradrenalinwerte, Anstieg des Serotoninspiegels (=körperliche Entspannung)
5. Abnahme des Milchsäuregehalts und Corticolspiegels im Blut (= Streßabbau)
6. Verbesserte Nutzung der rechten und linken Gehirnhälfte, größere Stabilität des autonomen Nervensystems

Diese Veränderungen gehen mit einer tiefen körperlichen Ruhe einher, die normalerweise von Physiologen nicht beobachtet wird.

Bei regelmäßiger TM, circa 1 - 2 mal täglich, nicht länger als 20 Minuten pro Meditation, sollen folgende *Wirkungen* eintreten:

Nachlassen der Gewalttätigkeit (Rückgang der Kriminalität um 10 % in Städten in denen 1% der Bevölkerung regelmäßig TM übt), Steigerung der Intelligenz, der Kreativität, der Langlebigkeit, Beseitigung oder Minderung des vielseitigen Stresses, Besserung der verschiedenen Beschwerden und Krankheiten (zum Beispiel hoher Blutdruck, Schlaflosigkeit, Depressionen, Angstzustände, hohe Cholesterinwerte, Verbesserung der Funktionen der Sinnesorgane, der Leistungsfähigkeit, Konzentrationsfähigkeit und Lernfähigkeit und so weiter). (Aron E. et al.: Der Maharishi Effekt. W. Heyne Verlag, München 1994)

Nach meiner Meinung wird durch die erhöhte Schwingung des unausgeprochenen Mantra-Wortes auch das Körperwasser, besonders das Wasser im Gehirn (Gehirnrinde und ihre Zellen beinhalten mehr als 84 % Wasser, der Liquor cerebrospinalis besteht fast zu 99 % aus H_2O) in höhere Schwingungen versetzt beziehungsweise energetisiert. Energetisiertes Körperwasser (lebendiges, kristallines Wasser) kann über den neuronalen oder hormonalen Weg die Regulationsmechanismen durch seine erhöhte Energie (= Schwingung und archaische Strukturen) beeinflussen.

8. Gewalt

Es mehren sich Tragödien wie in Mauterndorf

Ein Amokläufer (arbeitslos, kurz vor dem Verlust des Elternhauses wegen Verschuldung) oder besser in einem geplanten Massenmord, erschoß im November 1997 sieben unschuldige Menschen, darunter ein Kind.

Die österreichische *Psychologin* und Psychotherapeutin R. A. Perner *analysiert* in den SN (29.11.97):

Standhalten ist eine Lernaufgabe; sie beginnt am Ende des ersten Lebensjahres mit dem Aufrichten des Körpers, wie auch die aufrechte Geisteshaltung. Sie erfordert auch die Erlaubnis, Widerstand leisten zu dürfen.

Am Ende des zweiten Lebensjahres, in der „Trotzphase" des Kindes folgen zumeist Befehle wie „Laß das!", „Wehe, du tust das noch einmal!", „Wenn Du groß bist wie ich, dann kannst du", oder überhaupt gleich Schläge von Eltern, später von der Schule, der Staatsgewalt als Reaktion auf unerwünschtes, kriminelles, psychopathologisches, asoziales, amoralisches Verhalten. Was aber fehlt, sind Erklärungen, Übungsanleitungen, Vorbildhaltungen, ganzheitliche Wissensvermittlung (inklusive emotionaler und physischer Bereich), die Bereitschaft sich geduldig und demütig auf das gleiche Niveau zu begeben wie Kinder, denen dienlich zu sein.

Beispiele ziehen an (Die Medien sind voll von Aggression und Tötung), Druck erzeugt Gegendruck und Gewalt erzeugt neue Gewalt.

Wer sich ohnmächtig fühlt, wird üblicherweise Gewalt provozieren.

Wir lernen zu Hause, in der Schule, durch die Medien wenig oder gar nicht die Stammhirnimpulse des Kämpfens in die Großhirnfähigkeit des Sprechens, der verbalen Kommunikation umzuwandeln.

Heutzutage kann man eine allgemeine Flucht aus der *Ver-"antwort"-ung* beobachten. *Nichts wie weg und alle aus dem Weg!* Autos, Waffen, Drogen, Alkohol, Konsumgüter, Exzesse ... *Man hat nicht die aufrichtige Haltung* (Wirbelsäule und Charakter), daher *keinen moralischen Halt und daher auch kein „Halt" vor Gewaltanwendung.*

9. Golf:

Symbolik, Philosophie, Bewegung

Die schönsten Naturplätze der Welt sind Golfplätze. Würden sie ökologisch gepflegt werden, wären sie ein Paradies. In den USA werden Manager zweimal in der Woche auf den Golfplatz geschickt, wegen der konditionsfördernden und entspannenden Wirkung des Golfspielens. In England hingegen verlangt man, daß sie für mindestens zwei Tage in der Woche nicht am Golfplatz sondern am Arbeitsplatz erscheinen. *Golf* ist nicht nur Bewegung an der frischen Luft, sondern *eine moderne Philosophie des Weges, der wichtig ist und nicht das Ziel. Man kämpft gegen sich selbst* (Handicap).

Der Golfball ist eine symbolisierte Sonnenscheibe = Macht, Prestige (siehe Bild 1, S. 16). Der Golfschläger ist ein potentes Glied, das Loch eine empfängliche Scheide. Golf ist eine Tradition, es gibt Regeln und eine Hierarchie. Die Kampfsituation wird durch Schlagen gelöst. Durch die Bewegung wird Aggression sozial integriert, die Streßhormone werden abgebaut und es werden beglückende Endorphine freigesetzt. Golf ist eine geeignete Prophylaxe gegen verschiedene psychosomatische Beschwerden, Golf steigert die Konzentration, Selbstgenügsamkeit und Lebensqualität. Nicht umsonst fängt Golf mit dem Buchstaben „G" an - *sieben G:* Geld, Geltung, Gesetzmäßigkeit, Geselligkeit, Genuß, Gehen, Genügsamkeit. Golfbälle kann man nach dem Gesetz der Polarität verlieren, finden, verschenken, gewinnen. Golfbälle unterstehen eigener Gesetzmäßigkeit. Sie verschwinden oft und unerwartet im „Rauhen" (Busch, Wald, Sand, Gewässer).

Golf ist keine Frage über Leben und Tod. Golf ist etwas Wichtigeres (Ulrich Keiser: „Es ist nicht alles Golf, was glänzt", Film ZDF, 1986).

10. Tiere halten uns gesünder

Am 4. Oktober wird der Welttierschutztag gefeiert! *Tiere sind unsere Partner*, schenken uns Freundschaft und Sympathie, sie fördern unser soziales Verhalten. Tiere unterstützen die Rehabilitierung von Süchtigen und Sträflingen. Es konnte wissenschaftlich belegt werden, daß Personen mit einem Hund wesentlich seltener zu Kopfschmerzen, Schlafstörungen und Gelenkschmerzen neigen, die Werte von Triglyzeriden und Cholesterin im Blut, das sind Infarktrisikoparameter, sind niedriger. Das Streicheln von Tieren senkt den durch Streß erhöhten Blutdruck. Der positive Einfluß von Haustieren auf Kinder, alte Menschen, Alleinstehende, Behinderte und so weiter ist eine alte Erfahrung. Selbstverständlich sollte der (die) Hundebesitzer(in) das Häufchen ihres Lieblings entsorgen.

11. Das kollektive und individuelle Bewußtsein

Hautfarbe, Gesichtszüge, Ausdünstung und besonders die Sprache (Dialekt) sind die wichtigsten Erkennungsmarken der Gruppenzugehörigkeit und spielen auch bei Sympathie und Antipathie (Fremdenfeindlichkeit) eine große Rolle.

Bekleidung, Behausung, Benehmen, Bewegungsmittel (Autos!) sind nicht nur wichtige Statussymbole (Hierarchie), sondern geben auch Hinweise auf die Persönlichkeit (man beobachte beispielsweise die österreichischen Kennzeichentafeln - Boss 1, Lady 1, Er 1, Sie 1 ...)

Das Verhalten und Benehmen des Autofahrers weist auf kontrolliertes oder unkontrolliertes menschliches Ur-Verhalten hin.

Die Beziehung zum Auto ist geprägt durch die archaischen Verhaltensweisen. Deswegen lassen sich die Konsummenschen und die Industriegesellschaft den Massenautomobilismus (Massenflugzeugtourismus) nicht wegnehmen. Eine Lösung wäre nur das Umsteigen auf neue, umweltfreundliche Energie.

Das kollektive und individuelle BEWUSSTSEIN und dessen Ebenen und Grenzflächen

Weniger als 10 % der Bevölkerung interessiert sich für das eigene Bewußtsein.

Das Bewußtsein ist eine Funktion der Gehirnrinde, ein Supercomputer aus Milliarden Nervenzellen (Chips), die eine elektromagnetische Aktivität aufweist (EEG, MEG) und Informationen speichern kann.

Mit fortgeschrittenem Alter steigt prozentuell der Abbau der Gehirnrinde durch autoaggressive Immunprozesse (Altersdemenz, M. Alzheimer). Nur permanentes Gerhirntraining (Lesen, Gespräche mit Partner und Freunden, Diskussionen, Fortbildung, geistiges Schaffen), genügend Sauerstoff, Vollwertkost, lebendiges Wasser, genügend Schlaf hält den Körper gesund und gewährleistet bis ins hohe Alter klares Denken, Konzentration und psychische Leistung.

Unter der dünnen Kultur- und Zivilisationshaut schlummert in jedem von uns ein aggressiver Urmensch, dem die Bremse zur Tötung der eigenen Gattung, wie sie im Tierreich vorhanden ist, fehlt. Da er heute Macht-Mittel zur globalen Vernichtung besitzt und auch die Natur lebensgefährlich angreift, ist unsere Lage am Anfang des Wassermannzeitalters kritisch, aber nicht hoffnungslos.

Nach I. Eibl-Eibelsfeld („Die Biologie des menschlichen Verhaltens - Grundriß der Humanethnologie" Piper Verlag, München-Zürich 1992) ist *der Mensch ein Wesen zwischen Natur (genetisch verankerte Urtriebe beziehungsweise Verhaltensweisen) und Kultur (rationelle Bremse dieses archaischen Verhaltens).*

Kultur ist das Insgesamt der in der Auseinandersetzung mit der Umwelt und Gesellschaft erbrachten menschlichen Leistungen (Rituale, Tabus, Gebräuche, Sitten, Tradition, Moral, Religion, Kunst, Wissenschaft, Technik, Gesellschaftsorganisationen, Gesetze ...).

Das menschliche Urverhalten entwickelte sich in der Millionen Jahre alten Stammesentwicklung des Menschen als notwendige Überlebensstrategie. Es wurde geprägt durch:

1. Kleingruppenbildung (Familie, Sippe, Stamm)
2. Territoriale Abgrenzung (Revier, Beute, Sammel- und Jagdgebiet)
3. Rangordnung (Patriarch, Häuptling, Medizinmann, Stärkste, Klügste, Geschickteste)
4. Gruppenloyalität und Aggressivität gegen Fremde, Feinde, besonders bei inneren oder äußeren Krisensituationen der Gruppe, Nation, Rasse.
5. Machtstreben und sich mit Mächtigen identifizieren
6. Angst vor dem Unbekannten, Angst „Gesicht zu verlieren" (Niederlage oder Irrtum eingestehen), Angst vor Veränderungen

„Menschen mit der *Emotionalität eines steinzeitlichen Jägers* steuern Düsenbomber, tragen Wettrennen auf der Autobahn aus und regieren als Präsidenten Supermächte. Um die für unser Überleben nötige Selbstkontrolle zu bekommen ... mit zwischenmenschlichem Zusammenleben zurechtzukommen ... müssen wir mehr über uns erfahren" (I. Eibl-Eibesfeld).

Bei einer Anhäufung von Stressoren in Krisenzeiten versagt öfters die rationelle, kulturelle Bremse des menschlichen Ur-Verhaltens. Es entstehen Aggressionen (zum Beispiel in Partnerschaft, Familie, Nachbarschaft, Arbeitsplatz, Autofahren, Massenveranstaltungen, Fremdenhaß, Sozialhaß, Nationalismus ...).

Das Bewußtsein ist die höchste Regulations- und Kommandostelle des Organismus. Von dem positiven oder negativen Denken, Harmonie oder Disharmonie des Bewußtseins, hängt auch unser Abwehrsystem ab: Ob wir gesund oder krank werden, ob wir uns selbst zerstören (Rheuma, Infarkt, Krebs, Aids, Umweltzerstörung, atomare Vernichtung) oder Leben mit Lebensqualität ermöglichen (Simonton, 1982).

An den Grenzflächen des Bewußtseins kommt es oft zu Aha-Erlebnissen, kreativen Ideen, *„Erleuchtungen"*, Entdeckungen (man kann nichts Erfinden, nur von der Natur, von einem übergeordneten kollektiven und kosmischen Bewußtsein, Verborgenes entdecken). Das Bewußtsein kann man mit sozial tolerierten Praktiken wie kontemplative-, transzendentale-, Zen-Meditation, Yoga und durch den kategorisch abzulehnenden asozialen Gebrauch von Drogen wie LSD (psychedelische, halluzinogene Drogen) *„erweitern"*. Es kommt dabei zu einem beglückenden Gefühl (Endorphine), zu einem Verwischen der Ich-Grenze mit der Umgebung. Es werden Aussagen wie „ich bin eins mit dem Universum", „ich sehe eine Welt wie nie zuvor" gemacht. Wahrscheinlich lassen sich auch durch lebensgefährliche Aktionen (Autoraserei, Bungee-Jumping, Extrem-Kletterei, Fahren auf den Dächern der U-Bahnen ...) ähnliche Empfindungen erleben. Die einen sagen dazu „erweitertes Bewußtsein", die anderen bezeichnen es als *„Verrücktheit"*.

Neben den 5 Sinnen spricht man auch von *außersinnlichen Wahrnehmungen*, dem *6. Sinn.* Dazu gehört Telepathie, Prophezeihungen, Hellsehen, Gefahr vorausahnen, Sympatie-Antipathie fühlen.

Kreativität ist 10 % Inspiration (erweitertes Bewußtsein) und 90 % Perspiration (= Schweiß, Lernen, Arbeiten, Ausdauer, Konzentration, Leistung, Kontrolle der Urtriebe, die sogenannte Ratio, Bewußtseinsebene).

Im *Unterbewußtsein* sind Verhaltensmuster unserer Vorahnen (Sammler und Steppenjäger) gelagert, aber auch alles Unangenehme, konflikthaftes Denken und Erlebtes wird ins Unbewußte „verdrängt". Da alles auf alles wirkt, werden wir auch von unserem Unterbewußtsein beeinflußt, es kann uns sogar krank machen (sogenannte psychosomatische Beschwerden oder Krankheiten, (siehe Tab. 15). Durch psychologischen Zugang zum Unterbewußtsein können wir es *„reinigen"*, uns das Unbewußte bewußt machen. *Was man erkennt und versteht, dafür läßt sich oft eine Lösung finden,* das Bekannte und Gelöste kränkt und streßt weniger als Unbekanntes, Ungelöstes.

Im Traum erscheint uns nicht nur Erlebtes, sondern verschlüsselt unsere geheimsten Wünsche und Vorstellungen (oft sexueller Art). Die Traumdeutung kann oft, auch bei psychosomatischen Beschwerden, hilfreich sein. *Träume reinigen die Psyche wie die Tränen.*

Durch Bewußtwerden, Entspannungsmethoden, Lebensweise, Kultur und besonders durch die Liebe können wir unser *Bewußtsein erweitern.*

In der Extase ist der Mensch kurzzeitig den „Göttern des Olymp" ähnlich und „unsterblich" (Orgasmus, starke Erlebnisse ...).

Die *Extase* hat mehrere Quellen, sie ist gekennzeichnet durch ein starkes Glücksgefühl und leider von sehr kurzer Dauer.

Die Einengung des Bewußtseins durch Bewußtlosigkeit bis zum Erlöschen aller vitalen Funktionen durch *das Sterben* wird in der materialistischen Philosophie als Ende des Lebensweges (*Diesseits*) bezeichnet. Die idealistische Philosophie betrachtet den Tod als Anfang eines neuen Weges (*Jenseits*), siehe Bild 16, S. 138.

In den verschiedenen *Religionen* (religere = wiederverbinden) wird der Tod als Rückkehr zum ewigen, nur glaubensmäßig und gefühlsmäßig faßbaren TAO betrachtet. Beide Anschauungen, sowohl die materialistische (glaubt, die Materie ist ewig) sind fideistische Philosophien, also auf *Glauben* begründet.

E. Kübler-Ross (1989) beschreibt, daß das *Sterbeerlebnis* fast identisch sei mit der Geburt in eine andere Existenz. Dabei werden einige *Phasen* durchlaufen: „Austritt eines Schmetterlings aus dem Kokon", „Begleitung durch die eigene Mutter oder Vater oder durch eine geliebte Person, auch wenn die schon vorher verstorben war oder nicht dabei ist", „jeder bekommt einen Himmel, den er sich vorstellt", am Ende des „Tunnels kommt ein Licht engegen", „in Gegenwart von Gott = bedingungslose Liebe". *Wenn man richtig lebt (= Lieben, Lernen), braucht man keine Angst vor dem Sterben haben,* der Zeitfaktor spielt eine unwesentliche Rolle.

Es gibt keinen Tod, nur Sterben als Übergang ins Jenseits.

A. Hierarchische Pyramide des kollektiven Bewußtseins

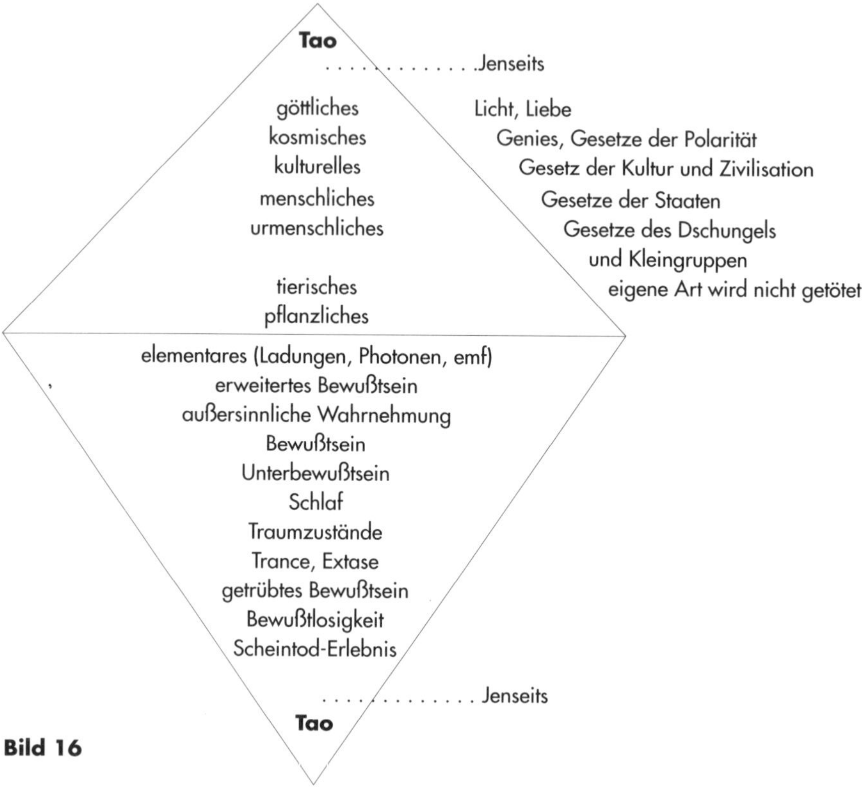

Bild 16

B. Hierarchische Pyramide des individuellen Bewußtseins

(siehe auch Seite 16, Bild 1 zur Symbolik-Fraktale)

Die musikalische Hausapotheke

(Prof. Dr. Ch. Rueger, Ariston Verlag 1993)

Nützen Sie die emotionale Macht der Musik. Sie hilft beim Aufstehen, bei Sorgen, Melancholie, bei Streß. Musik harmonisiert und macht zufrieden.

Bei Antriebsschwäche:	J. S. Bach, Toccata und Fuge in d-moll
Fernweh:	N. R. Korsakoff, Scheherazade
Middle-Age Crisis:	P. I. Tschaikowsky, Symphonie Nr. 5 e-moll
Schlafstörung:	G. Gershwin, Summertime aus Porgy und Bess
Liebeskummer:	L. v. Beethoven, Fidelio

X. Diagnose und Therapie in der Ganzheitsmedizin

„Vorbeugen ist besser, leichter und billiger als Heilen“

Die Kunst ist lang, das Leben kurz, alles was wir kennen, ist in den „sieben Wundern“ begründet und folgt den Gesetzen der Polarität.

1. Diagnose:

Die gut ausgebildeten und erfahrenen Ärzte in der Praxis erheben nach meiner Meinung durch sorgfältige *Anamnese* (Befragung) mit fast 50 % eine richtige Diagnose bzw. Therapiewahl (siehe Bild 18).

Bei geschulter Verwendung einer Untersuchung mit allen *sechs Sinnen* (Sehen, Hören, Tasten, Riechen, Schmecken und Intuition oder der sogenannten Diagnose auf den ersten Blick) erhalten sie weitere 30 % der Diagnose.

Nur in 20 % der Fälle ist eine *Laboratoriums- oder apparative Untersuchung* an der Diagnose maßgeblich beteiligt.

In modernen Krankenhäusern wird oft zur Diagnose in umgekehrter Reihenfolge vorgegangen. Die Belastung der Patienten und besonders die Kosten sind aber enorm.

Es besteht kein Zweifel, daß im Zeitalter des Wassermannes sich der Ganzheitsmediziner (Naturheilarzt) auch des Labors und der modernen Technik der Apparate bedient. Zum Beispiel:

1. Die Bestimmung der Carcinochrom = *CCR-Reaktion* (Harndiagnostisches Labor, Dr. M. Guttschmid, D-83075 Bad Feilnbach). Die kranken Zellen produzieren bei Radikalen-Entgleisung vermehrt ein spezifisches Eiweiß, dessen Nachweis und Menge im Harn nützliche Hinweise für eine Verschlackung der Zellen gibt beziehungsweise über eine Krebslage.

Entgleisung von Radikalen bei Scavenger–Antioxidantien Schwäche , durch zivilisatorische Lebensweise (7 weiße Dinge), übermäßigen, tierischen Eiweißkonsum, Mangel an Vitaminen, Enzymen, Mineralien, Spurenelementen (in Sonnenkost) und besonders durch psychische bzw. andere Stressoren verursachen:

A. Autoimmunaggresssion
Yang – Sympathikotonie

B. Immunschwäche
Yin – Vagotonie

Funktionelle Beschwerden

Regulationsstörung
Nervosität, Rötung – Gesicht
Schlaflosigkeit, Kopfschmerz
Aggressivität
Tachycardie, Herzschmerz

Regulationsstörung
Blässe, Müdigkeit
Nachtschweiß
Konzentrationsschwäche
Sexuelle Störungen

Verdauungsstörung
Blähungen, Verstopfung, belegte Zunge,
Heißhunger auf Süßes

Übersäuerung
Grundgewebe-Verschlackung
Fettpolster oder Magersucht, Organische Veränderungen
Bläh-Kot-Bauch
Haltungsschäden, Wirbelsäulenkrümmung

Stoffwechselstörung
Eiweißspeicherung
Cholesterin, Fette
Harnsäure, Zucker
Übergewicht, Bluteindickung

Hypertonie
Diabetes
Steinleiden
Neigung zu Entzündungen
Infektanfälligkeit
Allergische Krankheiten

Colitis, Ekzem, Psoriasis
Rheumatismus, Arthrosen
Leberzirrhose, Nephrose
Multiple Sklerose, Parkinson
Arteriosklerose
Infarkt, Apoplexie

Parodontose, Karies, Haar-,
Nägel-, Hautprobleme
Herde
Lymphatismus
Osteoporose
Untergewicht
Hypotonie

Organ-Degeneration
Wundheilungsstörung
Venenleiden
Thrombosen, offene Beine
Embolie

Krebs
Aids

Zusammenbruch der Sauerstoff-Energie-Versorgung
Lebensqualitätsabfall – Invalidität
allgemeine Schwäche und Zerfall aller Funktionen
Auszehrung und frühzeitiger Tod

Bild 17: Beschwerden und Krankheiten durch Ungleichgewicht des Immunsystems

2. Eine weitere Untersuchung ist die Durchfluß-Zytometrie zur Erkennung des Prozentsatzes von Zellen mit bestimmter Oberflächenstruktur, der sogenannten *Lymphozyten-Differenzierung* mittels Immunfluoreszenz. Dabei kann man für das Immunsystem-Gleichgewicht, das Verhältnis *(= Ratio)* von Helferzellen zu Supressorzellen feststellen.
   W. Hingst (Immunologie. hpt-Verlagsgesellschaft, Wien 1992) bestätigt unsere Meinung, daß *das Immunsystem eine Schlüsselstellung* bei der Entstehung von Beschwerden und Krankheiten, in der Diagnose und auch in der ganzheitsmedizinischen Therapie einnimmt (siehe Bild 17).
   Die Krankheiten können durch Vererbung von belasteten Genen, durch Mikroorganismen, durch Unfall-, Umwelt-, Ernährungs-, Lebensweise-Stressoren entstehen.
3. *Dunkelfeldmikroskopie* des Blutes. Gibt einen Hinweis auf Blutendobionten, chronische Übersäuerung und Mikrozirkulation.
   Jeder Stressor führt zur *Bildung von Radikalen*, die bei schwachen Scavengern entgleisen und Regulationsstörungen, später Zellschädigung und oft den frühen Tod bringen (siehe Bild 17).
4. Die ausführliche *Messung der Sauerstoffversorgung* und Nutzung im Körper ist ein wichtiger Hinweis auf die energetische Versorgung der Zellen (pO_2 Monitor)
   Je mehr lebendiges Wasser und Gleichgewicht der Sauerstoff-Formen im Körper vorhanden ist, desto jünger, aktiver und gesünder ist der Mensch.
   Je älter, je kränker man ist, desto weniger Körperwasser und Sauerstoff-Umsatz (Falten, Nachlassen der Funktionen des Körpers und der Psyche). Die wichtigsten Körperorgane (Gehirn, Herz, Leber, Bauchspeicheldrüse, Niere, Hormondrüsen) haben einen hohen Sauerstoffverbrauch und sind wasserreich. Das *Fettpolster* (wenig Sauerstoff und Wasser, viel Übergewicht) belastet den Kreislauf, die Gelenke und ist ein Hinweis, daß etwas energetisch, sauerstoffmäßig nicht stimmt, wie wir es bei verstellten Bauchformen beobachten (siehe Bild 13).

Das Immunsystem steht in direkter Abhängigkeit von Wasser- und Sauerstoffversorgung. Bei einem Mangel in dieser Richtung kommt es zur Immunsystemstörung, zu Infektionen, schlechter Wundheilung, Decubitus, offenen Beinen und so weiter. Darum können spezielles Wasser und spezielle Sauerstoff-

Diagnose

Yin Vagotoniker	Yin-Yang Normotoniker	Yang Sympathoniker
	12 k Ω ◄—●—► 0,2 mF Messung durch Biotonus R/C	
↓	Puls, Blutdruck, Stoffwechsel, Kalzium Magnesium	↑
kalt, klebrig	Schweiß	warm, dünn
gut	Wärme	schlecht
schlecht	Kälte	gut
Astheniker	Athlet	Pyniker (Dicker)
Abendmensch	Leistung	Morgenmensch
Alkalose	pH-neutral	Azidose
salzarm	Mineralien	salzreich
spastische Obstipation	Stuhlgang	atonische Obstipation
adynamisch	Reaktion	spastisch
chronische Entzündungen		akute Entzündung
Erschöpfung	↓ stabiles NS ↑	Nervosität
Hypotonie	↓ Blutdruck ↑	Hypertonie
Unterfunktion	↓ Schilddrüse ↑	Überfunktion
Alter	Sauerstoffverbrauch	Jugendliche
O_2^+, H_2O^-		O_2^-, H_2O^+
Kalzium	**Basistherapie**	
C-Vitamin	O2ITh/H2O/Engler	Magnesium
Impletol		C-Vitamin
gelb, orange, rot		Xyloneural
Meeresaufenthalt	Sonnenkost	violett, blau, grün
Meersalz	Trennkost	Mittelgebirge
Vollwertkost	Gymnastik	wenig salzen
mineralreiches Wasser	Trampolin	lacto-ovo-vegetabile
Kost		
Kneippen, Aschner Tee	AT	mineralarmes Wasser
Wärmeanwendung		Kälteanwendung
Bewegung	**„Sieben Wunder der Natur"**	Yoga, rbf
starke Reize		schwache Reize
Akupunktur		Putens, Laserpunktur

Bild 18: Diagnose der vegetativen Regulationsanlage und Therapiebeispiele
Welcher Typ sind Sie, wie reagieren Sie, was brauchen Sie?

Anwendungen wie zum Beispiel die O_2ITh/H_2O als „Jungbrunnen der Gesundheit" diskutiert werden und bei verschiedenen Beschwerden oder Krankheiten erfolgreich angewendet werden (siehe Bild 17).

5. Die *Bestimmung der vegetativen Regulation* mit einem Elektroakupunkturgerät oder mit dem *Biotonometer R/C*, bringt einen wesentlichen Vorteil bei der Auswahl der Behandlung und der Therapie, je nach der momentanen sympathikotonischen *(Yang)* oder vagotonischen *(Yin)* Lage beziehungsweise ob es sich um die ungünstige Reaktionsstarre handelt (siehe Bild 18).
6. Die *Neobioelektronische Testung* (NBT), eine Form der Elektro-Akupunktur (= Messung des Hautwiderstandes an den Akupunktur-Punkten und ihre Abhängigkeit von diagnostischen oder therapeutischen Testampullen). Diese Methode wurde von meinem Freund und Wissenschaftler mit breitem Wissen, Herrn E. Schramm (Sommer Verlag, Teningen 1988, 1989, 1991) entwickelt. Auch andere Elektroakupunktur-Diagnosen sind vorteilhaft.

Der Mensch, seine Zellen, Organe und besonders seine Haut ist elektromagnetisch aktiv (die medizinische Untersuchungstechnik nützt es bei SEG, EEG, EKG, EMG und so weiter). Vergleichende Messungen des elektrischen Hautwiderstandes an den *Akupunktur-Punkten* (besonders günstige elektrische und biologische kleine Hautareale an Finger und Zehen, die bei der chinesischen *Akupunktur* zur Herstellung des Energiegleichgewichtes im Körper bei verschiedenen Beschwerden und Krankheiten mit Nadeln gestochen werden) können über den Zustand der dazugehörigen Organe Rückschlüsse geben. Es handelt sich um *fraktale Medizin.*

E. Schramm vereinfachte diese Methode, die folgende Aussagen vermitteln kann:

1. Biologisches Alter und Immunsituation
2. Vegetative Regulationslage (Yang-Sampathikotonie respektive Yin-Vagotonie) und Organbelastung.
3. Energetische Belastung des Organismus durch Herde, Schwermetalle, elektromagnetische Felder, Allergene, besonders bei den Nahrungsmitteln, Geopathie
4. Austestung der passenden biologischen Heilmittel, Tees, Homöopathika (Potenz und Dosierung) für die jeweiligen Beschwerden oder Krankheiten.
5. Austestung von Mangelerscheinungen an essentiellen Aminosäuren, Vita-

minen, Mineralien, Spurenelementen, Ersatz durch ausgetestete passende Mittel.

6. Welche Lebensmittel, welches Wasser sind geeignet?
7. Welche Akupunktur-Punkte sind zu stechen?
   Ist *Neuraltherapie* notwendig (= Entstörung von sogenannten Störfeldern durch Procain, 240 mV/ccm, also ein elektrisch sehr hoch geladenes Mittel; Xyloneural; Firma Gebro, A-6391 Fieberbrunn).
8. Kontrolle der Therapie-Wirkung, bezüglich der Frage, ob sich das Immunsystem verbessert hat.
   (Gerät: Vegamiditest Firma Vega Grieshaber, D-77761 Schiltach).

Wenn Sie folgende Zeichen bemerken, droht Ihr Immunsystem aus dem Gleichgewicht zu geraten und Sie sollten Ihren Arzt konsultieren:

1. Wenn Sie auffällig streßanfällig sind und der pH-Wert des Speichels andauernd sauer ist.
2. Wenn Sie öfters eine entzündete Augenbindehaut und entzündetes Zahnfleisch haben.
3. Wenn Sie ständig eine belegte Zunge und Verdauungsschwierigkeiten haben.
4. Wenn Ihre Figur, im Spiegel betrachtet, wegen der Form Ihres Bauches aus dem „Lot" geraten ist (siehe Seite 107, Bild 13)
5. Wenn Sie öfters Symptome oder Beschwerden von Radikalen-Entgleisung, laut Bild 17, feststellen können.
6. Wenn Ihre Laborwerte und apparativen Befunde abnormal sind.

Sie sollten unbedingt die Maßnahmen gegen die Radikalen-Entgleisungen anwenden (siehe Seite 37 - 39).

Es gibt viele *naturgemäße Diagnose- und Therapie-Methoden* (Dokumentation der besonderen Therapierichtungen und natürlichen Heilwesen in Europa. 8 Bände, VGM Verlag, Essen 1992). Ich habe mich für einige der wirksamsten, einfachsten und unschädlichsten entschlossen (Bild 9, Seite 149).

2. Therapie

Dieses Buch beschäftigt sich mit den *Sieben Wundern* der Natur, die lebenswichtig für den Menschen und seine Lebensqualität sind.

Gesundheit ist nicht alles, aber ohne Gesundheit ist alles nichts.

Die *integrative ganzheitsmedizinische Therapie* verwendet alle Sieben Wunder der Natur als archaische, entwicklungsmäßig fixierte Information für alle Regelkreise, besonders für das Immunsystem des Menschen. Es handelt sich um *informative Medizin.*

Sonne, Wasser, Sauerstoff, Bewegung, Ernährung, Entspannung, Liebe sind lebenswichtige Informationen zur Erhaltung des Gleichgewichtes zwischen Ordnung und Chaos, zwischen Harmonie und Disharmonie.

Es handelt sich im Prinzip um ein elektromagnetisches Wellen-Spektrum, seine Polarität, die Photonen (auch das Wort ist Welle).

Es handelt sich um die polaren elektrischen Ladungen (negativ-positiv) beziehungsweise um das Magnetfeld (Nordpol-Südpol, paramagnetisch-diamagnetisch), um eine *energetische Medizin.*

Die Beschwerden und Krankheiten werden durch störende Informationen von verschiedenen Stressoren, die zu chaotischen, disharmonischen Zuständen führen, verursacht.

Die verschiedenen *biologischen Heilmittel* (Tees, Homöopathika, Procain, Mistel-, Thymus-Präparate, auch das Wort in *Entspannungstechniken* und besonders die *Liebe als Empathie*) können als archaische Informationen den Zellen, nach dem Gesetz der Polarität, wieder zu geordneten, harmonischen Schwingungen und Strahlungen helfen.

Medicus curat, Natura sanat! Der Arzt behandelt, die Natur heilt!

Die O_2/Th/H_2O/I. Engler ist auf diesen Grundlagen aufgebaut.

Diese Therapie ist besonders bei den Krankheiten nützlich, die durch Radikalen-Entgleisung das Immunsystem schädigen.

Die Wahl der Methoden der Ganzheitsmedizin (siehe Bild 19) zur Vorbeugung oder Behandlung von verschiedenen Beschwerden und Krankheiten (siehe Bild 17) ist von der Erfahrung, Empathie und Kunst des Behandlers abhängig.

Wer heilt, hat recht!

Hippokrates, Begründer der klassischen Medizin (460 - 370 v. Chr.) sagte: „Operiert nicht jenen Teil des Körpers, der von dem Tierkreiszeichen regiert wird, welches der Mond gerade durchquert“, (siehe Seite 25, Bild 3). Hinsichtlich der *Wirkung des Mondes auf den Menschen,* auf die Therapie, besonders bei Aderlaß:

Abnehmender Mond:
stärkt den Yin-Vagotonen Einfluß mit Energie-Abgabe. Vorteilhaft für Reinigung, Entgiftung, Schwitzen, Entschlackung, Gewichtsreduzierung. Operationen verlaufen meist ohne Komplikationen. Den Aderlaß sollte man in der ersten Woche nach dem Vollmond durchführen.

Neumond:
Yin-Zustand; ist günstig für einen Tag fasten, Beginn einer Entwöhnungskur von Rauchen, Kaffee, Alkohol-, Drogen-Sucht

Zunehmender Mond:
unterstüzt die Yang-sympathikotone Wirkung mit Energie-Speicherung: Assimilation, Erholung, Kräftigung, Gewichtszunahme, Neigung zu Operationskomplikationen, Blutung, Schwellung, Ödeme, Narbenstörung. Statistisch wurde dies nicht bestätigt.

Vollmond:
Yang-Zustand; ist bekannt für die Zunahme von seelischen Krisen, Gewalttaten, Unfälle, Mondsüchtigkeit, häufige Geburten, guter Termin für Befruchtung, ungünstiger Termin für nicht dringende Operationen. Statistisch wurde dies nicht bestätigt.

Es ist denkbar, daß zu jenen Zeiten, als die Menschen im Einklang mit den Rhythmen der Natur gelebt haben, eine direkte Beeinflussung durch die Mondphasen denkbar war.

In der Land-, Forst- und Garten-Wirtschaft ist auch heute noch ein bedeutender Einfluß der Mondphasen und des Sonnenabstandes (Jahreszeiten) denkbar.

3. Sauerstoff Ionen Therapie / Wasseranwendungen O_2ITh/H_2O/I. Engler

Über die Sauerstoff-Ionen Ladung und deren elektromagnetischem Kraftfeld wird vor allem die vegetative Lage des Menschen, die regulative Grundsubstanz (besonders der Lungenalveolen und der Mikrokapillaren) und damit die Sauerstoffversorgung des Körpers allgemein verbessert. Die Mitochondrien, die Kraftwerke der Zellen, erhalten reichlich O_2 Ionen, die essentiellen, also für die Zellen unbedingt notwendigen „Luftvitamine" (siehe Bild 6).

1. Für die Sauerstoff-Ionisation wird ein Gerät, das sogenannte *„Oxygen Ion 3000"* (Firma MSS Elektronik, A-5301 Eugendorf) verwendet. Bei einem Flow von 8 Lit. O_2/min. von medizinischem Sauerstoff aus der Stahlflasche erhält man circa 100.000 überwiegend negativ oder positiv geladene Ionen, ohne Beimengung von biologisch unerwünschten O_3, Stickstoffoxiden oder Metallionen. Der ionisierte O_2 wird über einen circa 60 cm lagen Silikonschlauch und eine Atmungsmaske dem zu Behandelnden (Sportler, Senioren und so weiter) beziehungsweise dem Patienten zugeführt.
2. *Mehrfache Anwendungsmethoden* von O_2ITh/H_2O/I. Engler:
   a) Inhalation der O_2-Ionen bei Flow 8 Lit. O_2/min. *12 min.* lang (zum Beispiel 1 - 2 mal täglich, 2mal wöchentlich, 6 - 12 Behandlungen bilden einen Therapie-Block. Je nach Beschwerden werden einer oder mehrere Therapie-Blöcke verwendet). Die Behandlung sollte zeitlich einschleichend begonnen werden, das subjektive Befinden des Patienten sollte beachtet werden, weil Erstverschlimmerung oder Beschwerden bei unpassender Wahl der O_2-Ladung möglich sind (O_2^- oder O_2^+).
   b) Anreicherung von Wasser mit O_2-Ionen (entweder O_2^- oder O_2^+ oder beide Ionen nacheinander). Es soll nur naturreines Wasser, zum Beispiel Volvic Wasser angereichert werden. Nach Möglichkeit soll das O_2-Ionen Wasser täglich frisch zubereitet werden.
   Anreicherungszeit: 1 Glas Wasser (circa 200 ml) wird eine halbe Minute lang mit ionisiertem O_2 bei einem Flow von 8 Liter durchgeperlt, 1 Liter H_2O wird 1 Minute lang mit ionisiertem O_2 durchgeperlt. Man erhält bis zu 50 mg O_2/lit. Die Konzentration des Sauerstoffes nimmt mit der Zeit ab (circa 12 Stunden, die Ionen sind langlebiger). Es sollen täglich vor dem Essen drei Gläser (je circa 100 - 200 ml) O_2-Ion-Wasser getrunken werden.

$O_2^-H_2O$, rechtsdrehendes Wasser, wird verwendet zur Entgiftung, Entschlackung, als Energieträger, zur Verstärkung der Wirkung von homöopathischen Mitteln (zum Beispiel mit grünem Tee oder Krallendorn zur Immunstimulation). *$O_2^+H_2O$*, linksdrehendes Wasser, wird als Radikalenscavenger verwendet (neutralisiert die Radikale im Körper).

c) Durch einen speziellen *Zerstäuber des „Oxygen Reformer 3000" werden Aerosole mit O_2-Ionen* bereitet. In das 100 ml naturreine Wasser werden einige Tropfen von Inhalationsmitteln zugefügt. Bei einem O_2 Flow von 8 Lit./min. werden die dabei entstehenden biologisch wirksamen Aerosole von Patienten mit Atemwegsbeschwerden während circa fünf Minuten inhaliert.

d) Zur *Begasung der Körperoberfläche* werden Plastiksäcke oder Zelte verwendet. Bei erfolgreichen Behandlungen von Verbrennungen und schlecht heilenden Wunden werden meistens *O_2^- -Ionen* verwendet.

3. *Die Wahl der Ionenpolarität* (negativ oder positiv geladener O_2^- oder O_2^+) (siehe Bild 18)

a) Vagotonie: verlangt O_2^+-Ionen (Stoffwechsel stimulierend, beruhigend für die Psyche)

b) Normotonie: verlangt keine Ionen, oder negative und positive Ionen im Gleichgewicht

c) Sympathikotonie: verlangt O_2^--Ionen (Stoffwechsel sedierend, Psyche stimulierend, Bei Kindern nur O_2^-)

Wirkungen der O_2ITh/H_2O/I. Engler (Tabelle 16)

1. Verbesserung der Sauerstoff-Parameter (O_2-Nutzung), der Mikrozirkulation und der Durchblutung
2. Stabilisierung des Zellmembranpotentials nach Stressoren und Milderung der Nebenwirkung der Radioaktivität-Bestrahlung-Chemotherapie-Narkose
3. Optimierung der Regulation und der biologischen Rhythmen, daher auch psychisch stabilisierend und antidepressiv wirkend
4. immunstimulativ und krebsfeindlich
5. immunoptimierend, daher auch antiallergisch wirksam
6. schmerzlindernd, antirheumatisch und gegen Arthrosen wirksam
7. allgemein vorbeugend und dem vorzeitigen Alterungsprozeß entgegenwirkend
8. unterstützend bei allen Formen von Sauerstoff-Therapien beziehungsweise biologischen Therapien

1. Alle vorbeugenden oder heilenden Maßnahmen wirken in der entsprechenden Organzeit oder in der entsprechenden Tierkreiszuordnung für Organe stärker und dauerhafter. Nicht aber eine Operation! (siehe Bild 3)
2. Berücksichtigung des Yang-Yin Zustandes beim Menschen (Sympathikotonie Vagotonie) ist bei vorbeugenden oder heilenden Maßnahmen vorteilhaft (siehe Seite 80, Bild 10). Frühmorgens besteht Yin-, ab Mittag bis Nachmittag Yang-, und zum Abend wieder Yin-Einfluß.
3. Die Anwendung von naturgemäßen Methoden (siehe Bild 19, Seite 149) soll nach der Regel „sowenig als möglich, soviel als notwendig" erfolgen. Für Entschlackungs- und Regenerationskuren ist das Frühjahr und der Herbst besonders günstig.

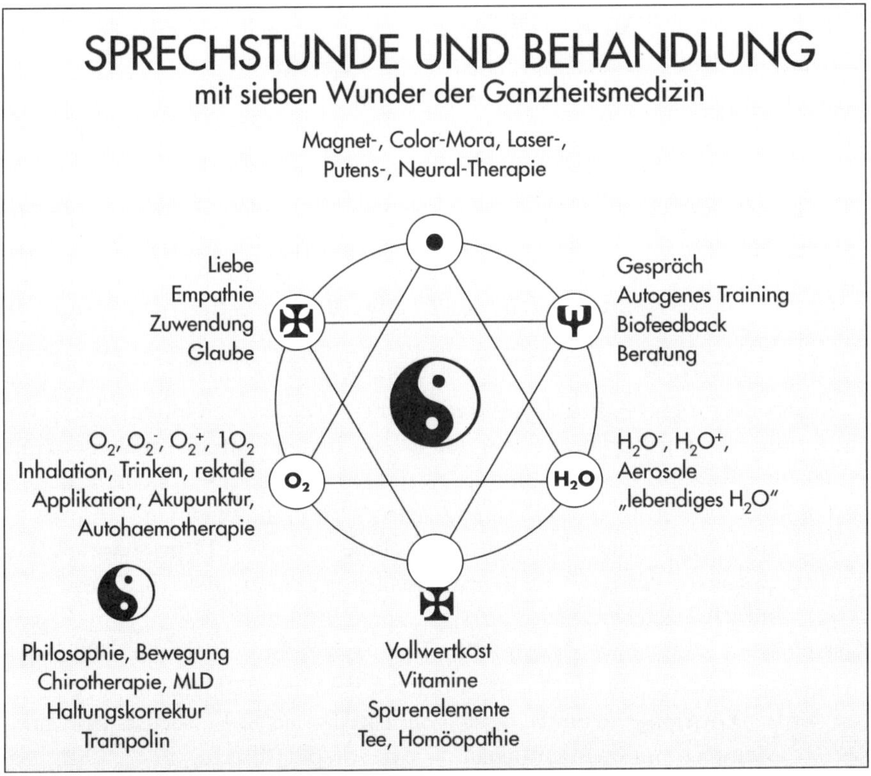

Bild 19: Überblick über die integrative, intensive Ganzheitsmethode O_2Th/H_2O/Engler

XI. Das Wunder Liebe

„Jesus aber antwortet zu ihm: Du solltest Deinen Herrn, Deinen Gott lieben, von ganzem Herzen, von ganzer Seele und von ganzem Gemüt. Dies ist das höchste und größte Gebot. Das andere aber ist gleich: Du sollst Deinen Nächsten lieben wie Dich selbst". Matthäus 22 Kap./37 -

„Geh in Deinen Garten"

Ich genieße es, nach einer Urlaubsfahrt oder an einem Sommertag in meinen Garten zu gehen – in meinen kleinen Garten daheim.

Ich verstehe auch gut, daß ein Garten als göttliches Geschenk gilt, das Körper, Herz, Seele erfreut. Umhegter Garten ist ein weitverbreitetes Bild in den Mythen vom Paradies. Auch Adam und Eva in der Bibel erhalten als erste Wohnstatt einen Garten.

Griechische Mythen erzählen vom Garten der Hesperiden, dessen goldene Äpfel Unsterblichkeit verleihen.

Mein Garten muß nicht, äußerlich gesehen, ein Garten sein. Ich kann mir auch in meiner Wohnung einen geschützten Bereich schaffen, der mir zur Lebensquelle wird.

Garten ist im Hohenlied des Alten Testaments sogar eine Umschreibung für die intime Beziehung zwischen Frau und Mann. In den Garten gehen wird dann zu einem Urbild für das Eingehen ins Weibliche – Daheimsein beim anderen.

Ich kann auch in meinem inneren Garten verweilen, wenn ich – und sei es nur für einen Augenblick – die Kräfte meines Inneren erspüre. Dann spüre ich, wie im Paradiesgarten der Bibel, die lebenschenkende Feuchtigkeit, die in mir aufsteigt. Und ich mache vielleicht die wunderbare Erfahrung, daß Gott in diesem Garten meines Herzens lustwandelt. Nirgends spricht Gott klarer – und nirgends ist er leichter überhörbar als im Anruf des eigenen Herzens.

Vier Paradiesströme kennt die Bibel. Vom Paradies aus fließt lebensschenkendes Wasser in die vier Himmelsrichtungen. Wie der Prophet Ezechiel in der Dürrezeit des Babylonischen Exils sagt: Vom Heiligtum ergießt sich Wasser in alle Welt -

wo immer es hinkommt, erneuert sich Leben. Lebendiges Wasser – so ist ein Mensch für seine Umgebung, der seinen Garten anlegt – der seine Mitte sucht oder gefunden hat. Wenn ich diesen meinen Garten pflege, könnte auch von mir etwas köstlich Erfrischendes ausgehen.

Dr. Maria Riebl, Wien

„Der höchste Grund der Arznei ist die ***Liebe****. Denn in welchem Maße die* ***Liebe*** *ist, so wird auch das Wetter über uns gehn. Wer bresthaft ist, so werden auch die Früchte mangelhaft sein, denn die* ***Liebe*** *ist es, die Kunst lehret – und außerhalb derselben wird keine Arznei geboren.*

Theophrastus Bombastus v. Hohenheim,
genannt Paracelsus (1494 - 1541 in Salzburg)

Desiderata

Gehe gelassen inmitten von Lärm und Hast und denke daran wie ruhig es sein kann in der Stille. So weit als möglich - ohne Dich aufzugeben - sei auf gutem Fuß mit jedermann. Das, was Du zu sagen hast, sprich ruhig und klar aus und höre Andere an, auch wenn sie langweilig oder töricht sind, denn auch sie haben an ihrem Schicksal zu tragen. Meide die Lauten und Streitsüchtigen, sie verwirren den Geist. Vergleichst Du Dich mit Anderen, kannst Du hochmütig oder verbittert werden, denn immer wird es Menschen geben, die bedeutender und besser sind als Du. Erfreue Dich am Erreichten und an Deinen Plänen. Bemühe Dich um Deinen eigenen Beruf, wie bescheiden er auch sein mag; er ist ein fester Besitz im Wechsel der Zeit. Sei vorsichtig bei Deinen Geschäften, denn die Welt ist voller Betrüger. Aber laß deswegen das Gute nicht aus den Augen, denn Tugend ist auch vorhanden. Viele streben nach Idealen, und überall im Leben gibt es Helden. Sei Du selbst. Täusche vor allem keine falschen Gefühle vor. Sei auch nicht zynisch, wenn es um Liebe geht, denn trotz aller Öde und Enttäuschung verdorrt sie nicht, sondern wächst weiter wie Gras. Höre freundlich auf den Ratschlag des Alters und verzichte mit Anmut auf Dinge der Jugend. Stärke die Kräfte Deines Geistes, um Dich bei plötzlichem Unglück dadurch zu schützen. Quäle Dich nicht mit Wahnbildern. Viele Ängste werden durch Müdigkeit und Einsamkeit geweckt. Bei aller angemessenen Disziplin - sei freundlich mit Dir selbst. Genau wie Bäume und Sterne, so bist Du ein Kind der Schöpfung. Du hast ein Recht auf Deine Existenz. Und auch wenn Du das nicht verstehst, entfaltet sich die Welt gewiß nach Gottes Plan. Bleibe also im Frieden mit Gott, was auch immer er für Dich bedeutet und was immer Deine Sehnsüchte und Mühen in der lärmenden Verworrenheit des Lebens seien - bewahre den Frieden in Deiner Seele. Bei allen Enttäuschungen, Plackereien und zerronnenen Träumen ist es dennoch eine schöne Welt. Sei vorsichtig. Strebe danach, glücklich zu sein.

(Nach dem englischen Original
von 1692, gefunden in der
St. Pauls Kirche von Baltimore)

XII. Überblick über die sieben Wunder

„Das Leben spielt sich im wäßrigen Milieu, auf den großen Oberflächen, im elektromagnetischen Feld, in Zyklen und nach den Gesetzen der Polarität ab."

1. *Die Sonne* ist unser einziger Wärme- und Energie-Lieferant (jährlich verbraucht die Erde 8500 Milliarden Megawattstunden; dies entspricht einer Leistung von einer Million großer Atomkraftwerke). Die Sonne ist die einzige Quelle des elektromagnetischen Spektrums, welches eine Voraussetzung für das Leben und Klima auf der Erde ist. Die Sonne ist Spender, aber auch Zerstörer der Gesundheit (daher Vorsicht mit UV-Strahlen).

2. Ohne *Sauerstoff* (Träger von Elektronen, Photonen und Mikromagnetismus) stirbt der Mensch innerhalb von fünf Minuten. Der Sauerstoff-Verbrauch eines Menschen im Lauf seines Lebens beträgt circa 12,6 Millionen Liter. Es ist von Bedeutung, welche Luft wir atmen (Luftverschmutzung) und ob wir eine „gute" oder „schlechte" Sauerstoff-Versorgung im Körper haben.

Unser *Bruder Baum* mit 2.000 bis 3.000 Quadratmeter Blattoberfläche (was etwa der Oberfläche der roten Blutkörperchen des Menschen entspricht) liefert in einem Jahr jene Sauerstoffmenge, die den Verbrauch eines Menschen abdeckt. 1 Liter Treibstoff verpestet 5000 Liter Luft.

3. *Das Wasser* ist Informationsträger des ganzen elektromagnetischen Spektrums, Wiege des Lebens. Alle Lebens-Reaktionen spielen sich im wäßrigen Milieu ab. *Sonnenkost* beinhaltet strukturiertes Wasser. Ohne Wasser stirbt der Mensch binnen einer Woche. Er verbraucht während seines Lebens circa 40.000 Liter Trinkwasser. Es ist nicht gleichgültig, wieviel und welches Wasser der Mensch trinkt (Wasserverseuchung) beziehungsweise was für Wasserstrukturen im Körper vorherrschen. Megatonnen von Gift verpesten jährlich unser Wasser.

4. *Die Lebensmittel-Sonnenkost* beinhalten Sonnen-Energie. Ohne Nahrung,

ohne Zufuhr von Energie, stirbt der Mensch binnen sechs Wochen. Im Lauf seines Lebens verbraucht er durchschnittlich etwa 63 Millionen Kalorien, dies entspricht grob gerechnet 12,5 Tonnen Nahrung. Deshalb ist es nicht gleichgültig, besonders für Gehirntätigkeit, also das Denken und Konzentration, ob der Mensch belastete Nahrungsmittel oder belebende Lebensmittel zu sich nimmt. Megatonnen von Gift verschmutzen jährlich unsere Erde.

5. Der ganze Kosmos und Mikrokosmos ist in *Bewegung,* Veränderung und Kreisläufen. Die Gesetzmäßigkeit dieses Geschehens zwischen Chaos und Ordnung, zwischen Leben und Tod, ist im *Symbol von I Ging* dargestellt. Das Kennen dieser Gesetzmäßigkeiten erleichtert vieles und macht aus den sieben Wundern die wunderbare Wirklichkeit. Mäßige Bewegung hebt die Sauerstoffwerte und stärkt das Immunsystem.

6. *Alle natürlichen oder künstlichen Dinge wirken als Stressor, Reiz oder Information.* Der Stressor führt zur vermehrten Bildung von aggressiven *Radikalen* (ein einziges Photon kann in 10.000 Molekülen Radikalen-Reaktionen einleiten). Die Radikale werden durch *Scavenger* (Radikalen-Fänger, Antioxidantien) unter Kontrolle im Gleichgewicht gehalten. Auf diesem schmalen Weg zwischen Bildung und Zerstörung entwickelte sich das Leben, und so wird auch Gesundheit erhalten.

Die *Streßreaktion* dient dem Überleben. Die Streßreaktion ist von unserem Denken abhängig und beide sind mit unserem *Immunsystem* verknüpft. Unser Immunsystem bewacht und verteidigt die gesamten Grenzflächen zwischen dem Menschen und der Umwelt (Haut-2m^2, Atemwege -100m^2, dazu 4000 - 9000 m^2 Verdauungstrakt beziehungsweise die Gefäßkapillare). Es ist von Bedeutung, in welcher Umwelt wir leben und in welchem Zustand sich unser Immunsystem befindet. *Die Anhäufung von Stressoren führt zu Krisenzeiten.*

Die *Sieben Wunder* (Sonne, Sauerstoff, Wasser, Bewegung, Ernährung, Entspannung und die Liebe) sollten *in den ganzheitsmedizinischen Anwendungen* berücksichtigt sein, wie es beispielhaft im Rahmen der O_2ITh/H_2O geschieht. Sie wirkt gegen den Mangel an „Luftvitaminen“ und „Wasservitaminen“, den essentiellen O_2^-, O_2^+ Ionen. Diese ganzheitsmedizinischen Methoden wirken vorbeugend und heilend bei verschiedenen Störungen oder Krankheiten und unterstützen das Immunsystem, stärken Gedankenkraft und helfen in Krisenzeiten.

7. *Liebe* (Gott, Natur, Umwelt, Mitmenschen und sich selbst) sollte das Begleitende auf unserem *Weg (= TAO)* sein. Die *Lebensqualität*, so wie sie in der heutigen Wohlstand- und Konsum-Gesellschaft verstanden wird, muß in Frage gestellt werden. Strategie für ein gesundes, langes Leben ist notwendig.

Das mögliche Zusammenbrechen der Sechs-Stern-Pyramiden-Struktur unserer Gesellschaft durch atomare Vernichtung könnte man im „David gegen Goliath"-Signet auf Seite 157 sehen.

1. 11 Gebote für eine lebenswerte Zukunft

I. *Ich will alles tun, um die Luft nicht zu verschmutzen.*
Ich werde auf unnötige Autofahrten verzichten und wieder öfter die öffentlichen Verkehrsmittel oder das Fahrrad benutzen oder zu Fuß gehen. Als Autofahrer werde ich nicht schneller als 120 km/h oder ein Auto mit Katalysator fahren. Zum Schutz der Ozonschicht verwende ich keine Spraydosen mit Treibgas.

II. *Ich will alles tun, um das Wasser rein zu halten.*
Ich werde weniger Wasser verbrauchen. Ich kaufe nur noch umweltverträgliche Wasch- und Putzmittel und dosiere sie sparsam. Giftige Stoffe wie Lacke, Öle und Medikamente entsorge ich als Sondermüll.

III. *Ich will alles tun, um Landschaft und Boden zu schützen.*
Ich werde keine Pestizide und keinen überflüssigen Dünger mehr verwenden. Auch in meiner Freizeit werde ich Rücksicht auf die Natur nehmen. Ich werfe keinen Abfall in die Landschaft.

IV. *Ich will alles tun, um meinen Energieverbrauch einzuschränken und weniger Rohstoffe zu verbrauchen*
Ich werde nur noch stromsparende Geräte anschaffen und auf jeden unnötigen Einsatz von Elektrogeräten verzichten. Durch Wärmedämmung und gesenkte Raumtemperatur verbrauche ich weniger Heizenergie.

V. *Ich will alles tun, um Tiere zu schützen*
Ich kaufe keine Produkte mehr, für die gefährdete Tierarten sterben müssen wie Pelze, Elfenbein und Krokodilleder. In Tierversuchen getestete Kosmetika und Körperpflegemittel verwende ich nicht. Haus- und Nutztiere halte ich artgerecht.

VI. *Ich will alles tun, um die Vielfalt der Pflanzenwelt zu erhalten.*
Ich bepflanze meinen Garten und meinen Balkon mit möchlichst vielen verschiedenen Arten. Ich verzichte weitgehend auf Unkrautvertilgungsmittel. Ich pflücke keine geschützten Pflanzen.

VII. Ich will alles tun, um Anbau und Verkauf gesunder Nahrung zu erreichen.
Ich werde Lebensmittel bevorzugen, die aus kontrolliert biologischem Anbau stammen und keine künstlichen Zusätze enthalten. Ich kaufe keine Produkte aus der Massentierhaltung. Ich kaufe Lebensmittel möglichst direkt beim Erzeuger.

VIII. Ich will alles tun, um Abfall zu vermeiden.
Ich werde auf unnötige Verpackungen verzichten. Ich sortiere meinen Abfall. Ich kaufe Getränke in Pfandflaschen und nehme den Einkaufskorb statt der Plastiktüte.

DaGG
DAVID GEGEN GOLIATH e. V.
pro Sonne – contra Atom
Pettenkofferstraße 22/g
D 80336 München 2

IX. Ich will alles tun, um Lärm zu vermeiden.
Ich verwende geräuscharme Maschinen und Geräte und nehme auf das Ruhebedürfnis meiner Mitmenschen Rücksicht. Ich verzichte auf Dauerberieselung durch Radio und Fernsehen.

X. Ich will alles tun, um ein umweltbewußter Verbraucher zu sein.
Ich kaufe nur Produkte, die Natur und Umwelt möglichst wenig belasten. Ich zwinge die Produzenten durch mein Kaufverhalten, umweltverträgliche Waren anzubieten. Der Kunde ist König.

XI. Ich will alles tun, diese zehn Gebote im täglichen Leben zu verwirklichen.
Ich werde immer wieder versuchen, Widerstände, auch meine eigenen, zu überwinden, meine Freunde und Bekannten zum Mitmachen zu ermuntern und der Aktion Umwelt Konkret zum Erfolg zu verhelfen. Ich setze mich immer für eine lebenswerte Zukunft ein: Wir haben nur eine Welt.

Dieser Text ist in einer Auflage von einer halben Million Exemplaren in 15 Sprachen erschienen.

2. Sonnenanbetung und Sonnenkost

SONNENANBETUNG

Morgens und abends schauen Sie in Ruhe und Andacht in Richtung Sonne. Empfangen Sie mit dem ionisierten Sauerstoff die Photonen für Ihre Körper-Geist-Seele-Harmonie und spüren Sie den Rhythmus der Lebensbewegung.

SONNENKOST

Nur rohes Obst, Früchte, Gemüse, Keimlinge, Nüsse mit lebensfördernden Photonen-Informationen, mit heilenden Wasserstrukturen. An einem Tag der Woche befreit Sie von Übersäuerung, Schlacken und von der Küchenarbeit! Eine Woche lang mit viel Wasser und Kräutertee als Fastenkur.

SONNENANBETUNG

Morgens und abends schauen Sie in Ruhe und Andacht in Richtung Sonne. Empfangen Sie mit dem ionisierten Sauerstoff die Photonen für Ihre Körper-Geist-Seele-Harmonie und spüren Sie den Rhythmus der Lebensbewegung.

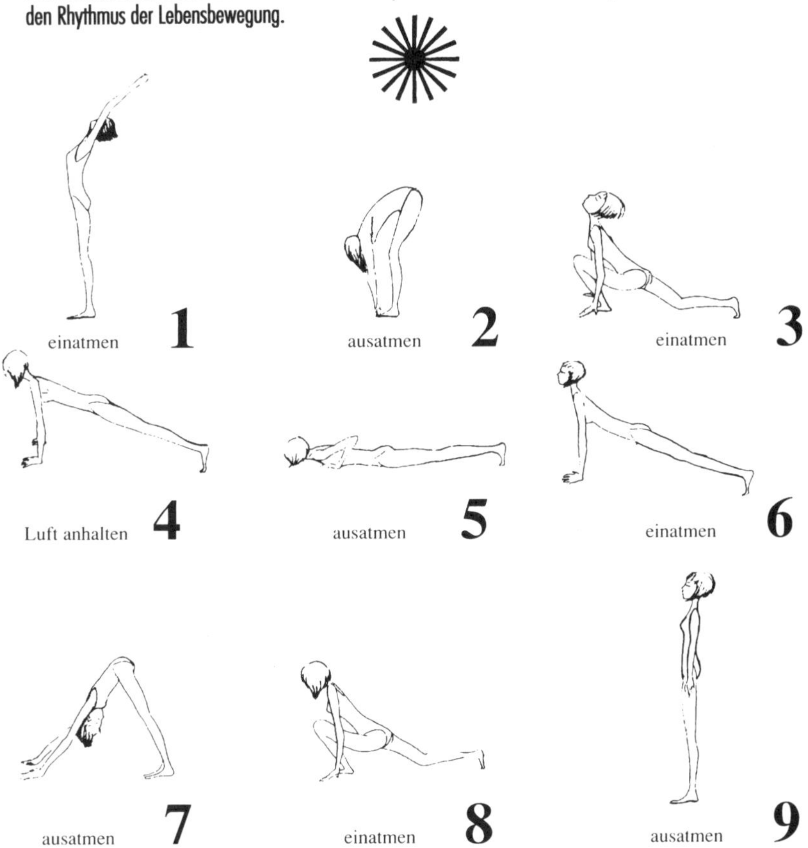

Die Übungen können drei bis neun Mal wiederholt werden

Bild 20

XIII. Literatur

Berendt, J. E.: Nada Brahma - Die Welt ist Klang. Insel Verlag, Frankfurt 1983

Bloch a.: Der Grund, warum alles schiefgeht, was schiefgehen kann! Murphy's Gesetz, Goldmann Verlag 1977

Böhmig, U.: Naturheilpraxis für zu Hause. Orac Verlag, Wien 1988

Boswell, J.: US Army Survival Handbuch. Die hohe Schule des Überlebens. Pietsch Verlag, Stuttgart 1990

Charon, J. E.: Der Geist der Materia. Paul Zsolnay Verlag, Wien 1979

Eichler, N. A.: Das Buch der Wirklichkeit. Das IGing für das Wassermannzeitalter. rororo Sachbuch, Reinbeck bei Hamburg 1985

Engler, I. (Hrsg.): Ionisierter Sauerstoff. Inhalations-, Instillations-, Insufflations-Therapie. Medizinisch Literarische Verlagsgesellschaft mbH, Uelzen 1988

Engler, I. (Hrsg.): Wasser. Polaritätsphänomen, Informationsträger, Lebens-Heilmittel. Dt. Spurbuchverlag, Baunach 1999

Engler, I. (Hrsg.): Wasser und Sauerstoff Energetisierung - ihre Bedeutung für biologische Systeme. Deutscher Spurbuchverlag, Baunach 1999

Frederich, B.: Gesund durch Familienberatung. Ein neuer Weg für Ärzte und Patienten. Kösel Verlag, München 1990.

Hingst, W.: Immunologie, kpt - Verlagsgesellschaft, Wien 1992

Kircher, G.: Pendel und Wünschelrute. Ariston Verlag, Genf 1977.

Kübler-Ross, E.: Über den Tod und das Leben danach. Verlag „Die Silberschnur" GmbH, Melsbach 1989.

Langbein, K., Martin, H. P., et al.: Bittere Pillen. Nutzen und Risiken der Arzneimittel. Ein kritischer Ratgeber. Kiepenheuer & Witsch, Köln 1983.

Langen, D.: Übungsheft für das autogene Training nach I. H. Schultz. Georg Thieme Verlag, Stuttgart 1977.

Lao Tse: Tao Te King. Hugendubel Verlag, München 1978.

Lorber, J: Die Heilkraft des Sonnenlichtes. Lorber Verlag, Bietigheim 1985

Lorenz, K.: Die acht Todsünden der zivilisierten Menschheit. Serie piper, München 1973.

Maharishi Mahesh Yogi: Die Wissenschaft vom Sein und die Kunst des Lebens. Maharishi Mahesh Yogi 1966, Normendruck und Verlagsgesellschaft mbH, Stuttgart 1969.

Mantak Chia: Tao Yoga der Liebe, Anseta Verlag, CH-30800 Interlaken, 1987.

Meadows, D.: Die Grenzen des Wachstums. Bericht des Club of Rome zur Lage der Menschheit. Deutsche Verlags-Anstalt, Stuttgart 1972.

Morris, D.: Der nackte Affe. Droemer Knaur, München 1970.

Pakdaman, A.: Ernährungswissenschaftliche Information über Sauerstoff, Wasser, Trinkwasser angereichert mit O_2. Düsseldorf 1992.

Popp, F. A.: Biologie des Lichts. Grundlagen der ultraschwachen Zellstrahlung. Paul Parey Verlag, Berlin, Hamburg 1984.

Rauch E.: Die Darmreinigung nach F. X. Mayr. Haug-Verlag, 1976.

Ringel, E.: Die ersten Jahre entscheiden. Jungbrunnen Verlag, Wien 1987

Rinkzebrink, U.: Diät bei Krebs. Was tun zur Vorsorge. 4. Aufl. 1991, Arbeitskreis für Ernährungsforschung, Bad Liebenzell.

Rohr, R., Ebert, A.: Das Enneagramm. Die 9 Gesichter der Seele. Claudius Verlag, München 1997

Schenck, Ch.: Streß bewältigen durch Entspannung. Falken-Verlag, Niedernhausen 1988.

Schiegl, H.: Color-Therapie - Heilung durch Farbenkraft. H. Bauer Verlag, Freiburg im Breisgau 1979.

Schmidbauer, W.: Jäger & Sammler. Als sich die Evolution zum Menschen entschied. Selct Verlag Dr. Ildar Idris, Planegg vor München 1972

Weitere interessante Bücher aus dem Deutschen Spurbuchverlag

Alternative Medizin: Gesundheitsexperten schreiben für Sie

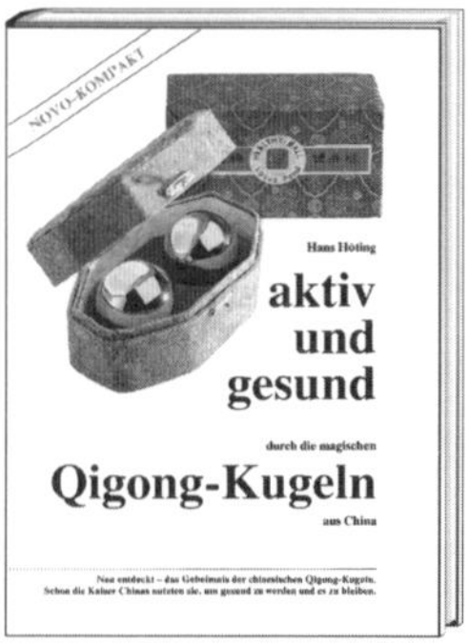

Aktiv und gesund durch die magischen Qigong-Kugeln

Hans Höting hat die Qigong-Kugeln in Deutschland populär gemacht. Dieses Buch ist als sorgfältige, umfassende und doch knappe Einführung in die Thematik der chinesischen Qigong-Kugeln gedacht. Immer mehr Menschen entdecken den eigenartigen Reiz dieser magischen Heilkugeln. Was können sie bewirken? Wie setzt man sie wirkungsvoll ein? Höting erläutert nicht nur die Geschichte der chinesischen Qigong-Kugeln, sondern erklärt ausführlich die Übungsziele und Wirkungsweisen.

Höting, Hans:
Aktiv und gesund durch die magischen Qigong-Kugeln aus China.
Zahlreiche schwarz- weiß Zeichnungen, 48 Seiten, ISBN 3-88778-182-1.

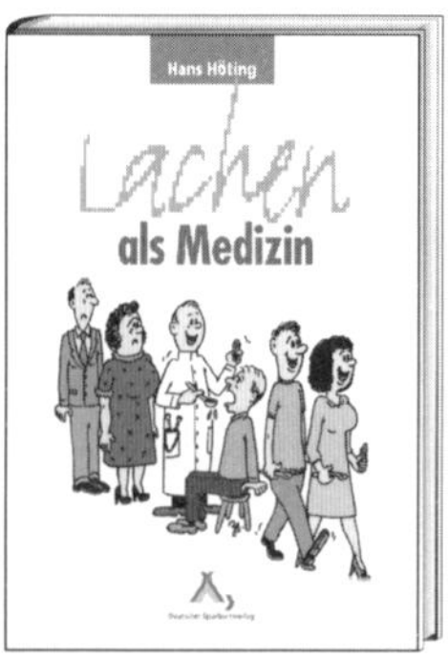

Lachen als Medizin

Lachen ist so wichtig!

Lachen wälzt die Steine von der Seele und läßt uns wieder atmen. Lachen ist die sichtbargemachte Fröhlichkeit des Herzens. Lachen ist gleichzeitig auch die beste Medizin. Erfolgsautor Hans Höting beschreibt nicht nur heitere Anekdoten aus seinem Praxisalltag. Gleichzeitig gibt er auch einen Funken Hoffnung weiter, daß es mit Humor letztendlich besser geht.

Höting, Hans:
Lachen als Medizin. Besinnliches und Heiteres aus der Naturheilpraxis.
Mit lustigen Zeichnungen von Heinz Zentner, 72 Seiten, ISBN 3-88778-190-2.

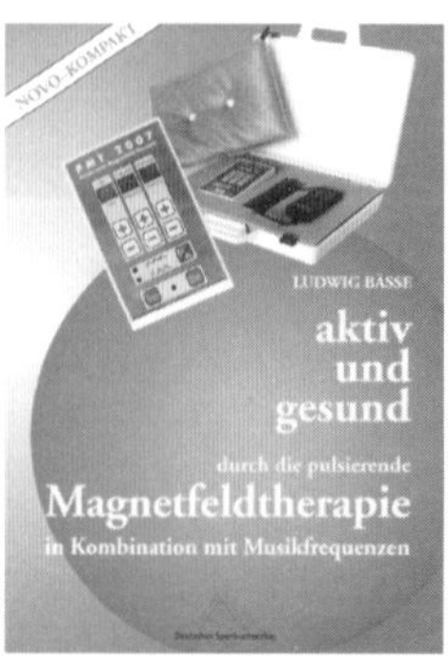

Aktiv und gesund durch die pulsierende Magnetfeldtherapie

Die Wirkung der Pulsierenden Magnetfeldtherapie beruht auf einer Aktivierung des Stoffwechsels, einer Anregung der Durchblutung und der Sauerstoffversorgung von Zellen und Gewebe. Eine Weltneuheit wird von Dr. Ludwig Bässe vorgestellt. Es ist ihm gelungen die Pulsierende Magnetfeldtherapie mit Musikfrequenzen zu kombinieren.

Bässe, Ludwig:
Aktiv und gesund durch die Pulsierende Magnetfeldtherapie.
56 Seiten, mit Farbfotos. ISBN 3-88778-233-X.

Weitere interessante Bücher aus dem Deutschen Spurbuchverlag

Alternative Medizin: Gesundheitsexperten schreiben für Sie

Die Heilkraft der Meditation

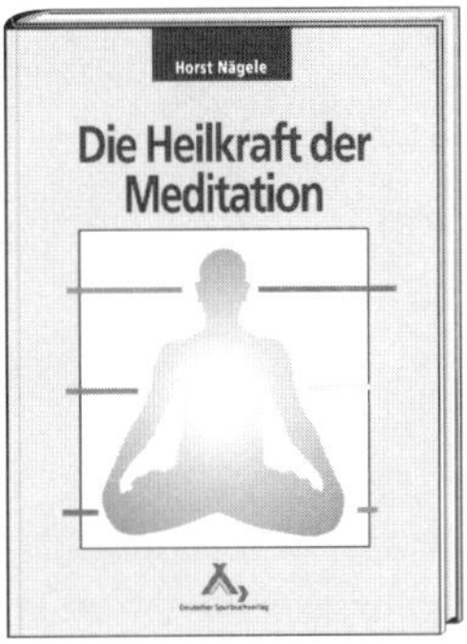

Eine praktische Anleitung zum richtigen Erlernen meditativer Übungen. Das Buch zeigt die wichtigsten Hilfen in der Meditationspraxis und ist für Einsteiger konzipiert, die die häufigsten Fehler vermeiden möchten. Die gewählte Art der Meditation geht auf die Lehre des berühmten Gautama Buddha (um 560 bis 480 v. Chr.) zurück.

Nägele, Horst:
Die Heilkraft der Meditation.
68 Seiten, ISBN 3-88778-193-7.

Die Heilenergie der Edelsteine

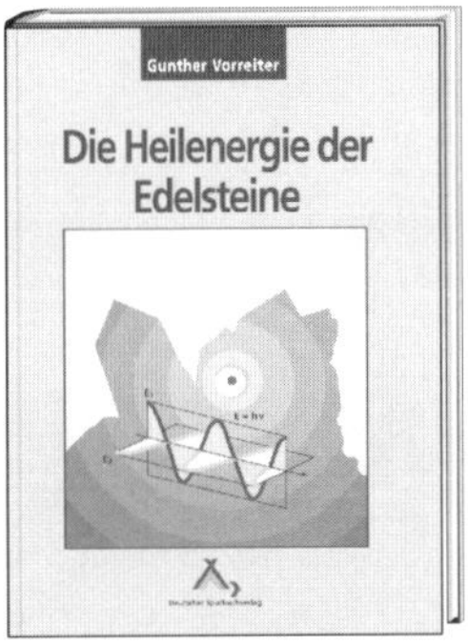

Die Faszination, die von edlen Steinen ausgeht, ist seit Jahrtausenden ungebrochen. Sie waren schon immer ein Zeichen für Unvergänglichkeit, Träger geheimer Kräfte und Symbole. Der Autor gibt Antworten und präzise Anwendungsanleitungen. Die 39 bekanntesten Edelsteine werden anhand ihrer wichtigen mineralogischen Klassifizierungsmerkmale vorgestellt. Die Steine wurden bezüglich ihrer möglichen Heilwirkung mit Hilfe der "Resonanzmeßmethode" untersucht. Die ermittelten Anwendungsbereiche sind aufgelistet.

Vorreiter, Gunther:
Die Heilenergie der Edelsteine.
Versuch einer naturwissenschaftlichen Deutung und Untersuchung.
Vierfarbige Fotos, kartoniert, 192 Seiten, ISBN 3-88778-192-9.

Die Heilkraft der Gedanken

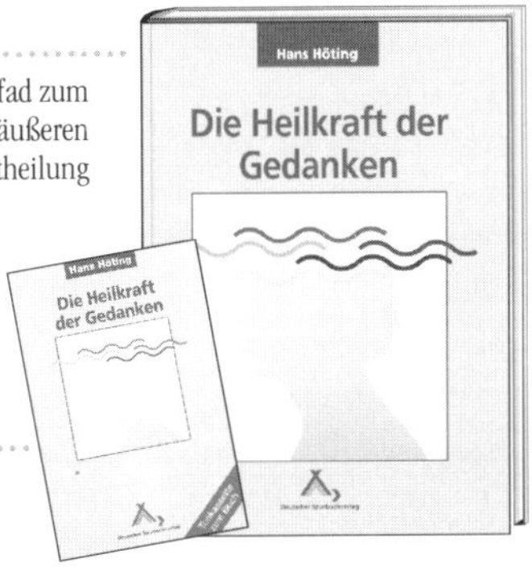

Gedanken sind eine gewaltige Macht und können uns helfen auf dem Pfad zum Glücklichsein. Unser Inneres schafft die Voraussetzungen für unsere äußeren Lebensbedingungen. In diesem Buch werden die Möglichkeiten der Selbstheilung aus eigener Geisteskraft angesprochen.

Höting, Hans:
Die Heilkraft der Gedanken.
Kartoniert, 232 Seiten, ISBN 3-88778-194-5.

MC - Das Hörbuch

Die wichtigsten Passagen des Buches als Kassette.
Vom Autor selbst besprochen; mit meditativer Musik.
Höting, Hans: Die Heilkraft der Gedanken. MC, 45 Minuten.

Weitere interessante Bücher aus dem Deutschen Spurbuchverlag

Alternative Medizin: Gesundheitsexperten schreiben für Sie

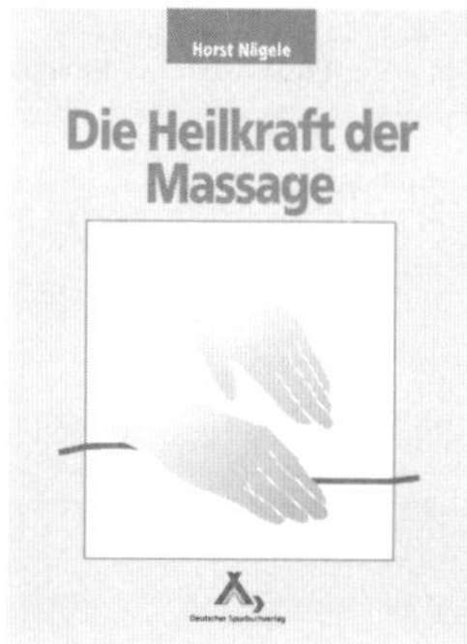

Die Heilkraft der Massage

Die Yoga Gesundheitsmassage ist in Indien zu Hause, wo sie der Autor kennen und schätzen gelernt und die einzelnen Handgriffe aufgezeichnet hat, wie sie ihm vermittelt wurden. Allgemein verständlich werden – mit den dokumentarischen Aufzeichnungen eines alten Wissens – aus erster Hand Fingerzeige gegeben, die sich der erfahrene Praktiker, wie der interessierte Laie zunutze machen können. Der Autor, Horst Nägele, Dr. phil., geboren 1934 in Stuttgart, ist seit den fünfziger Jahren für eine ökologisch stimmige Lebensqualität eingetreten und hat seitdem Yoga und Meditation praktiziert. Er leitete Kurse in autogenem Training, Yoga und Meditation.

Horst Nägele:
Die Heilkraft der Massage.
Zahlreiche schwarz- weiß Zeichnungen, 56 Seiten, ISBN 3-88778-191-0

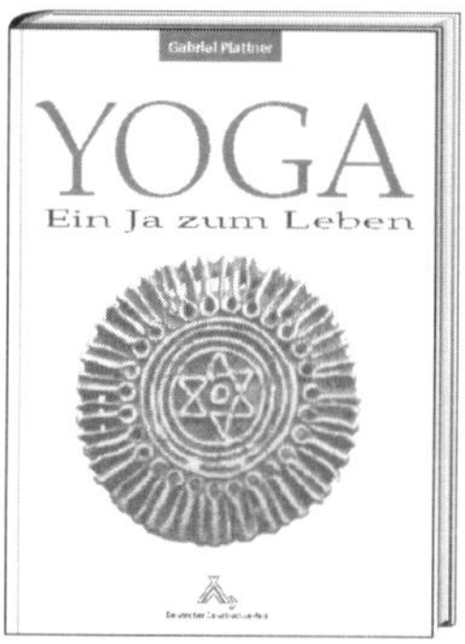

Yoga - ein Ja zum Leben

Dieses Buch begleitet Suchende auf dem Weg des Yoga. Es zeigt auf, wie ein richtig verstandener und gelebter Yoga neue Erkenntnisse und Einsichten eröffnet und dazu beiträgt den Alltag positiv zu gestalten. Yoga ist Hilfe zur Selbsthilfe, die aus tiefen Quellen östlicher Weisheit schöpft und zu einem bewußteren und reicheren Leben führt.

Plattner, Gabriel:
Yoga - ein Ja zum Leben.
Fotos, kartoniert, 140 Seiten, ISBN 3-88778-201-1.

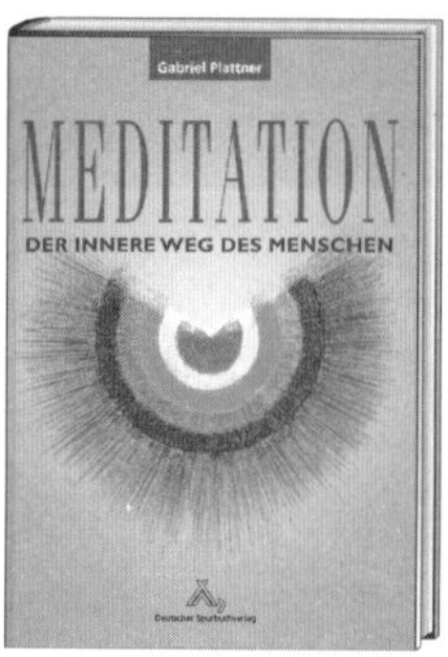

Meditation

Der Verfasser, Psychologe und Naturarzt, schildert Probleme des täglichen Lebens und deren Hintergründe, die viele Menschen betreffen und belasten. Die Entfaltung der Persönlichkeit und des Bewußtseins werden ausführlich dargestellt. Das Buch erschließt einen Weg in die Welt der Mystik und Spiritualität, durch den es möglich wird, die Ganzheit des Lebens zu erfahren. Das „Dritte Auge" und das „Transzendentale Ohr", als innere Sensorien, eröffnen Erfahrungen in faszinierende Dimensionen der Existenz. Gespräche des Verfassers mit Weisen und Meistern der Meditation in Indien, geben diesem Werk eine besondere Ausstrahlung.

Plattner, Gabriel:
Meditation. Der Innere Weg des Menschen.
228 Seiten, mit farbigen Chakras, ISBN 3-88778-203-8.

Weitere interessante Bücher aus dem Deutschen Spurbuchverlag

Alternative Medizin: Gesundheitsexperten schreiben für Sie

Die sechs Heilenden Laute

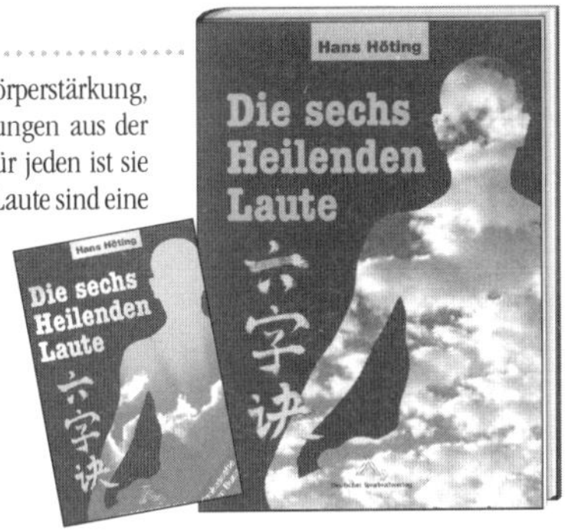

Die sechs Heilenden Laute ermöglichen Krankheitsvorbeugung, Körperstärkung, Krankheitsbehandlung und Bewußtseinserweiterung. Die Erfahrungen aus der Geschichte belegen das. Jeder kann diese Technik erlernen und für jeden ist sie geeignet. Sie ist jederzeit bequem anwendbar. Die sechs Heilenden Laute sind eine Behandlungsart aus dem Bereich des Qigongs.

Sie entstammen aus einer vieltausendjährigen Tradition der chinesischen Volksmedizin.

Höting, Hans:
Die sechs Heilenden Laute, mit beiliegender Hörkassette.
120 Seiten, ISBN 3-88778-206-2.

Krankheit und Gesundheit zwischen Glauben und Wissen

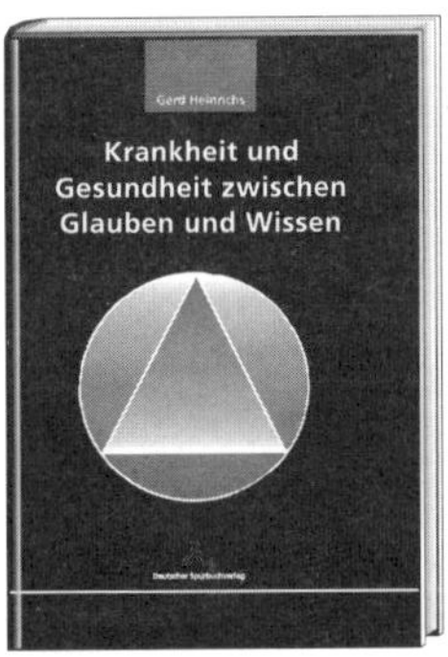

Diese Schrift bemüht sich um einen fachübergreifenden Dialog am Beispiel der einst wissenschaftlich begründeten, jüngst jedoch wissenschaftlich widerrufenen, sogenannten Krebspersönlichkeit. Unter dem Postulat intensiverer Denkbemühungen wird hier philosophisch an die Notwendigkeit des Tiefer-, Nach-, Über- und Durch-Denkens bezüglich Wissen und Glauben und an die Unendlichkeit des menschlichen Nichtwissens erinnert. Nicht das Wissen um die Krankheit allein ist letztendlich entscheidend für eine Gesundung des Patienten, sondern das Wissen oder Nichtwissen um den Kranken und den Glauben dieses Kranken an sich und das Wissen seines Behandlers. An Beispielen wird die häufig praktizierte diagnostische Vordergründigkeit bei der Betrachtung von medizinisch deklarierten Krankheiten dem seelisch, geistig und sozial leidenden Kranken im Hintergrund gegenüberstellt.

Heinrichs, Gerd:
Krankheit und Gesundheit zwischen Glauben und Wissen.
Eine spekulative Betrachtung über die sogenannte Krebspersönlichkeit.
200 Seiten, ISBN 3-88778-223-2.

Die Vielfalt edler Steine

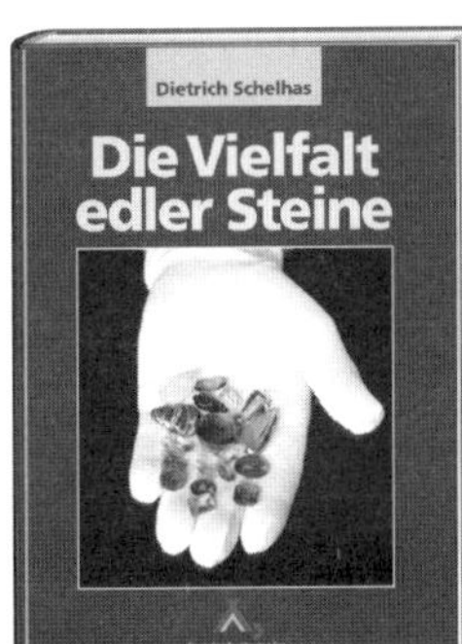

Eine schnelle Übersicht über alle im Welthandel befindlichen Edelsteinarten. Leicht verständlich geschrieben und übersichtlich geordnet, bietet das Buch auch dem interessierten Laien eine große Hilfe beim Beginn einer aufregenden Mineralien-Sammlung. Die Geschichte der Mineralien ist ebenso beschrieben wie die vielen Möglichkeiten der Verarbeitung. Auch die Metalle für den Schmuckdesigner sind erwähnt. Die Klassifikation nach den Kristallsystemen und Mineralklassen runden das Bild ab und werden ergänzt durch esoterische Möglichkeiten der Mineralienverwendung. Die Farbfotos und Zeichnungen machen jeden Leser zum Experten.

Schelhas, Dietrich:
Die Vielfalt edler Steine. Handbuch für Fachleute und Sammler.
Über 200 Farbfotos , kartoniert, 2oo Seiten, ISBN 3-88778-196-1.

Weitere interessante Bücher aus dem Deutschen Spurbuchverlag

Alternative Medizin: Gesundheitsexperten schreiben für Sie

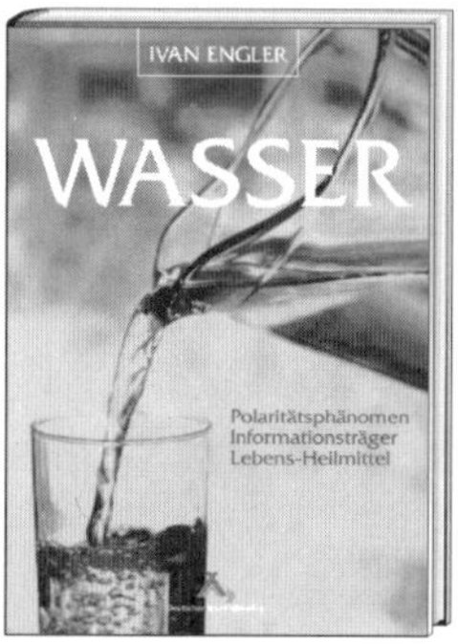

Wasser

Wasser ist ein hervorragender Informationsträger. Diese Eigenschaft wird intuitiv in den verschiedenen Heilverfahren genutzt. Neueste Beobachtungen zeigen, daß Wasser die gesamten Frequenzen des elektromagnetischen Feldes speichern und weitergeben kann, was sich günstig oder ungünstig, je nach Wasserinformation und Struktur auf den Menschen auswirken kann. Zwölf international bekannte Wissenschaftler haben gemeinsam dieses Buch über Wasser geschrieben.

Dr. med. univ. Ivan Engler, als Herausgeber war Facharzt für Chirurgie, Facharzt für UChirurgie und bereits mit 33 Jahren Leiter der Traumatologie an der Universitätsklinik Bratislava/CSSR. Er war Hauptmann, Arzt und Leiter der Chirurgie bei den UNO-Truppen im Nahen Osten. Seit 1980 leitet Dr. I. Engler die international bekannte Ärzteforschung für Naturheilverfahren in Salzburg. Im Jahr 1980 führte er als erster die Behandlung mit partiell ionisiertem Sauerstoff in die Medizin ein und begründete die „ionisierte Sauerstoff-Intensiv-Therapie" (IO_2ITh/H_2O), die sich als eine ganzheitliche biologische Informationsbehandlung bei Therapeuten in der ganzen Welt bewährt hat. Nach eigenen Forschungen kam 1987 die originelle Wasseranwendung als integrative Methode hinzu.

Engler, Ivan:
Wasser. Polaritätsphänomen, Informationsträger, Lebens-Heilmittel.
Kartoniert, 288 Seiten, Format 16 x 24 cm, ISBN 3-88778-227-5.

Wasser- und Sauerstoff- Energetisierung

In der heutigen ökologischen Krisenzeit besitzt die Qualität des Wassers und der Luft eine Schlüsselstellung. Die natürliche oder geeignete technische Energetisierung des Wassers und des Sauerstoffs verbessert die Reinheit und biologischen Eigenschaften dieser essentiellen Stoffe, die für die Gesundheit und Leistungsfähigkeit unentbehrlich sind. Kosmos, Erde, Luft, Wasser, Lebensmittel, biologische Systeme, Mensch, Mikroorganismen, Grundsystem, Zelle, Flüssigkeitskristalle, Elektronen, Fotonen, elektromagnetische Wechselwirkungen bilden eine Einheit und werden in diesem Nachschlagewerk grundlegend behandelt.

Durch die ganzheitliche Betrachtung des Wassers und des Sauerstoffs, die essentielle Stoffe für den Menschen sind, ist es leichter, sich selbst, die gesunden oder kranken Menschen, die Umwelt zu verstehen, besser zu leben, in Krisen nicht unterzugehen und vor allem anderen zu helfen.

Engler, Ivan:
Wasser- und Sauerstoff- Energetisierung.
Ihre Bedeutung für biologische Systeme. Berichte über das Wasser des Lebens, Wasser des Todes, Sauerstoff-Ionen, Oxygeniertes Wasser
Deutscher Spurbuchverlag Baunach, Format 16 x 24 cm, kartoniert, 400 Seiten, ISBN 3-88778-235-6.

Grundschriften der Jugend- und Pfadfinderbewegung

Pfadfinden

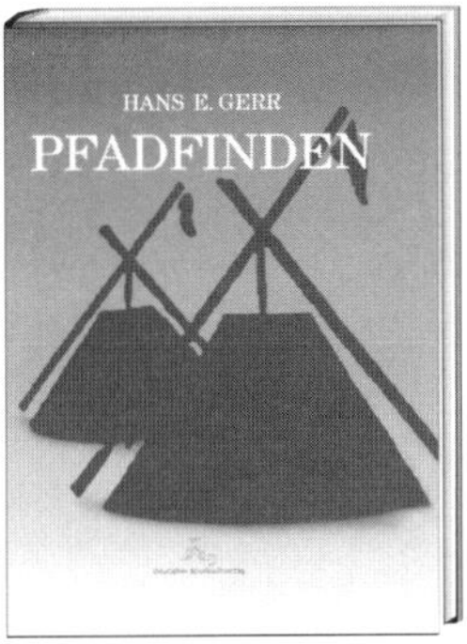

Dieses Buch ist die erste systematische und erziehungswissenschaftlich begründete Darstellung der pfadfinderischen Erziehungskonzeption. Im ersten Teil setzt sich der Verfasser mit den pfadfinderischen Erziehungszielen, die in einer Demokratie bedeutungsvoll sind, auseinander.
Im zweiten Teil geht der Autor auf die pfadfinderischen Erziehungsgrundsätze ein und zeigt auf, daß diese eine Antwort auf die gesellschaftlich bedingten Erziehungsprobleme geben können, so beispielsweise auf den zunehmenden „Verlust an Eigentätigkeit und ursprünglicher Erfahrung", auf den „Werteverfall und die Orientierungslosigkeit", auf das „Konsumdenken und die Umweltzerstörung" oder auf die steigende „Agressivität und Intoleranz gegenüber ausländischen Mitbürgern".
Im letzten Teil werden die in den verschiedenen Altersstufen bedürfnisorientierten Aktivitätsprogramme und Handlungskonzepte thematisiert.

Gerr, Hans E.:
Pfadfinden.
Kartoniert, 151 Seiten, ISBN 3-88778-222-4

Baden-Powell - ein Familienalbum

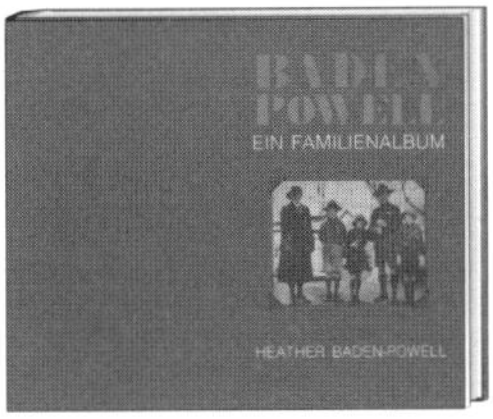

Nicht überall kennt man den Gründer der Pfadfinderbewegung. Trotzdem hat er bis heute durch seine Ideen und sein Lebenswerk Millionen von Menschen beeinflußt. Seine Lebensgeschichte gibt einen einmaligen Einblick in das Familienleben Robert Baden-Powells, den nur seine älteste Tochter Heather liefern kann. Bipi war nicht nur ein genialer Pädagoge, sondern auch ein liebenswerter Familienvater. Dieser unmittelbare Einblick ermöglicht auch ein besseres Verständnis der Pfadfinderidee. Mit unveröffentlichtem Bildmaterial.

Baden-Powell, Heather:
Ein Familienalbum. Format 25 x 22 cm, 160 Seiten mit über 120 Fotografien.
Leineneinband und Schutzumschlag, ISBN 3-88778-176-X.

Weitere interessante Bücher aus dem Deutschen Spurbuchverlag

Kreativität: Künstler schreiben für Sie

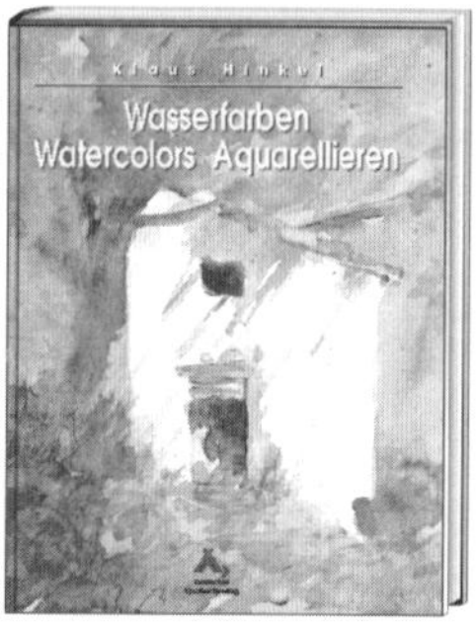

Wasserfarben

Dieses Buch vereint Theorie und Praxis des Aquarellierens. Es vermittelt Kenntnisse über bestimmte, für den Malprozeß wichtige Eigenschaften der Aquarellfarben und, was viel wichtiger ist, wie Sie selbst die Farben auf diese Eigenschaften hin untersuchen können. Anhand von Bildbeispielen und erklärenden Zeichnungen vermittelt dieses Buch viel Wissenswertes über Perspektive, Bedeutung des verwendeten Materials, über Maltechniken und Bildplanung mit Hilfe von Tonwertskizzen.

Hinkel, Klaus:
Wasserfarben, Watercolors, Aquarellieren. Malen mit Aquarellfarben einmal anders.
108 Seiten, kartoniert, ISBN 3-88778-198-8.

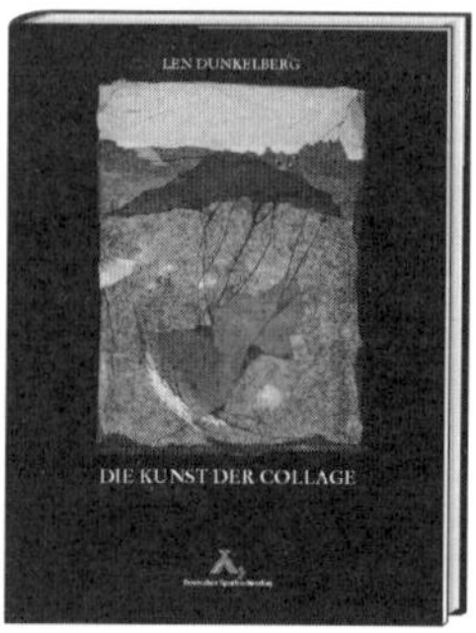

Die Kunst der Collage

Die Bamberger Künstlerin Len Dunkelberg trat 1967 erstmals mit Collagen an die Öffentlichkeit. Mit diesem Buch wird die Entwicklung ihrer künstlerischen Gestaltungskraft in einer Auswahl von Bildern gezeigt und in einer Kurzbiographie ihr Werdegang nachgezeichnet. Was für ein schöperisches Talent hier seine eigentliche Kunstform gefunden hat, erfährt der Leser im Jahressprung. Angefangen mit dem hauchzarten „Juwelenfisch" von 1967 aus zerknittertem Seidenpapier über die komplizierten Materialcollagen mit eingearbeiteten Fundstücken wie Vogelfedern, Schmetterlingsflügel oder Uhrrädchen bis hin zu phantastisch-visionären Landschaftstableaus: Len Dunkelberg findet für jedes Thema eine eigene Materialsprache, die sie in höchst fragile, aber immer spannungsvolle Gebilde umsetzt. Ihre Bildwelt ist phantastisch-verspielt, bevölkert von Puppen, Märchen, traumhaften Erinnerungen an ferne Länder, Kindheitserinnerungen fließen mit ein, Autobiographisches, der Werkprozeß selbst wird zum Tagebucheintrag. Die Zusammenfassung der wesentlichen Elemente und Materialien ihrer Collagetechnik bringt dem Leser das Wesen dieser speziellen Kunstform näher.

Len Dunkelberg:
Die Kunst der Collage.
108 Seiten, 44 Abbildungen. Hardcover, ISBN 3-88778-224-8.

Bitte fordern Sie unser Gesamtprogramm an:

Deutscher Spurbuchverlag
Postfach 20
96148 Baunach